かげさんのイラストで学ぶ

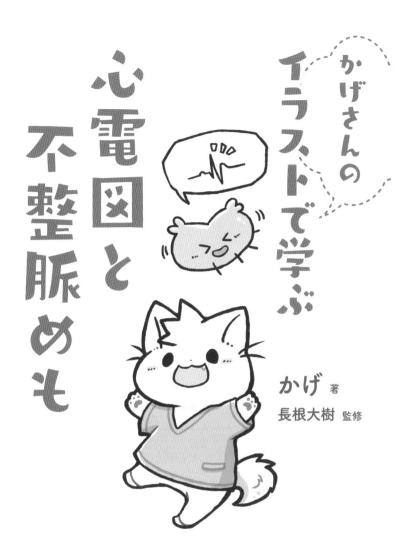

心電図と不整脈めも

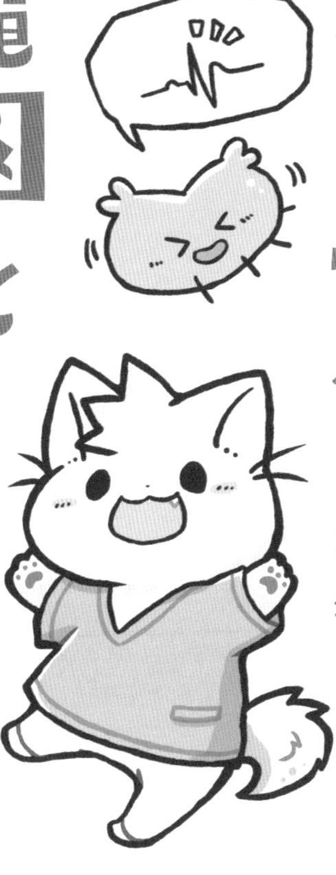

かげ 著
長根大樹 監修

南江堂

はじめに

はじめまして。看護師のかげです。

私が看護師になって最初に配属されたのは心臓血管外科の病棟でした。そのあと消化器センター、血液内科、救命救急センターなどさまざまな診療科を経験しましたが、心電図はどの診療科でも当たり前のように必要な検査でした。

にもかかわらず、実際に働き始めると、国家試験のときに心電図の勉強はしたのに、働いた場所も循環器の病棟でどの患者さんもモニター心電図を装着しているのに、心電図の患者さんの受け持ちをするのが緊張して怖くなった時期がありました。

「自分が知らない波形が出たらどうしよう。」

「ちゃんと心電図が読めなくて患者さんに何かあったらどうしよう。」

「勉強が足りないけどどうしたらいいかわからない。」

「仕事が憂鬱……。」

とそんなことばかり考えて悩んでいました。

当時の私は先の見えないトンネルの中で悩みながら、先輩に心配な想いを相談したり、さまざまな勉強方法を積み重ねていました。これを繰り返すうちに少しずつ心電図が理解できるようになり、いつの間にか昔の自分と同じように「心電図を読む自信がない」という後輩に指導していく立場になっていました。

つまり、この本は「心電図が苦手だった人」が書いた本です。この本を通して、心電図が読めないと悩む自分がどのように学んでいったか、苦手意識を克服するためのエッセンスを伝えていきたいと思います。

ところで、心電図とはどのような検査でしょうか。

「心電図の検査は非侵襲的であり、また疾病の診断にも役立つ臨床的意義の高い検査である」

こんなことを言われて「よし！腰を据えて心電図の勉強をしっかりするぞ！」と思った方、すごいです。自分を褒めてください。「そもそも、心電図がわからないからこれを読んでるんだよ！」という声も聞こえてきそうです。まだ怒らないでね。

この本では大事なところだけを書いています。「どんな心電図を見つけたら、何を考えどのように相談すればいいか」という点に絞っています。

それだけ？ と思われるかもしれません。でも実はこれが一番大事です。モニターするということのポイントは「異常に気づく」ということ。

「この病気はこんなことが起こる病気です！」なんて難しいことを今は忘れて、「これやばそうじゃない？」「これはまあいいんじゃない」くらいの感覚で見ていきましょう。

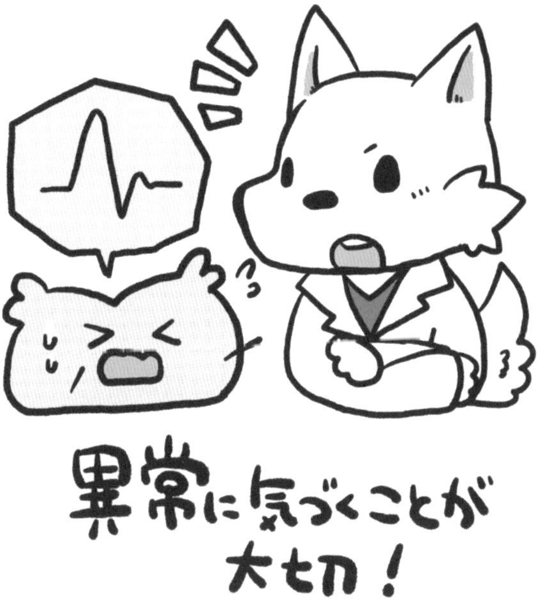
異常に気づくことが
大切！

もくじ

第1章 心電図のきほん

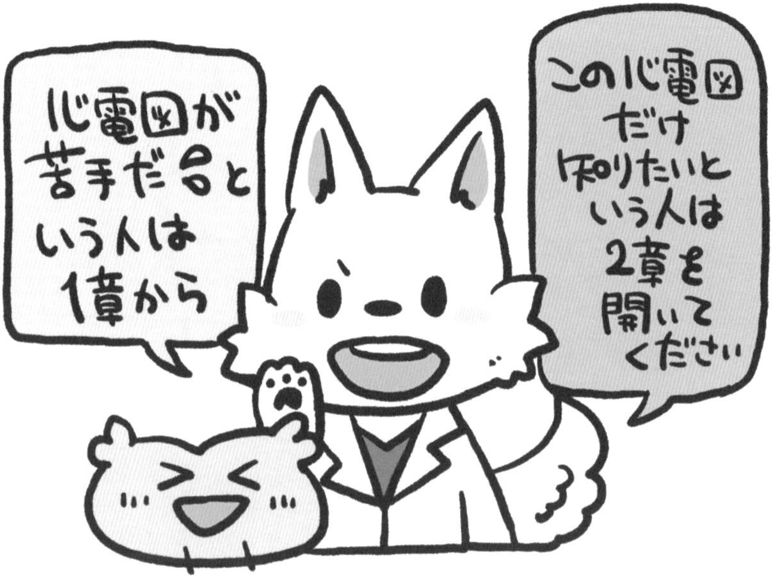

第2章 不整脈めも

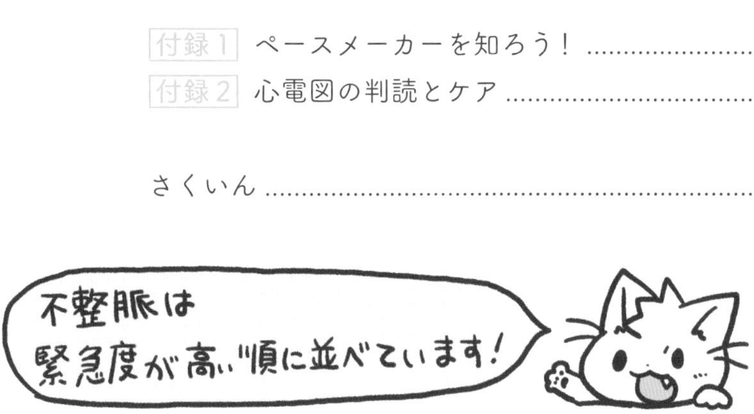

不整脈は
緊急度が高い順に並べています！

キャラクター紹介

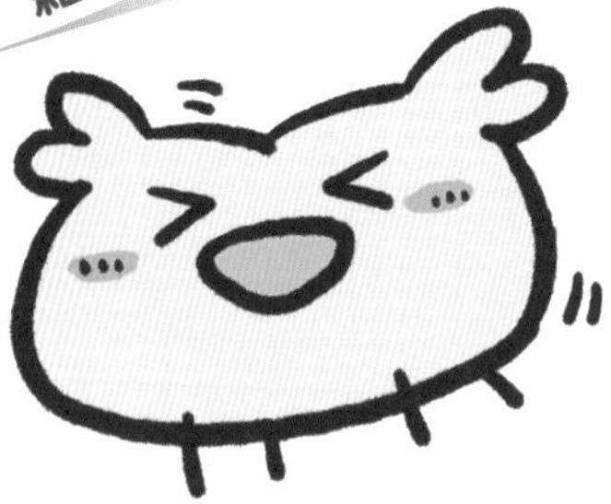

心臓ちゃん

休まず頑張っている。
耳みたいなのは肺静脈。
４本ある。

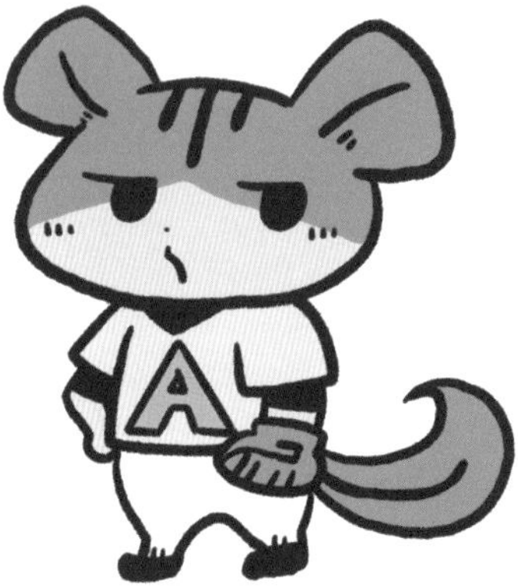

A（心房）くん

ピッチャー。
心臓ちゃんの上のほうに
住んでいる。

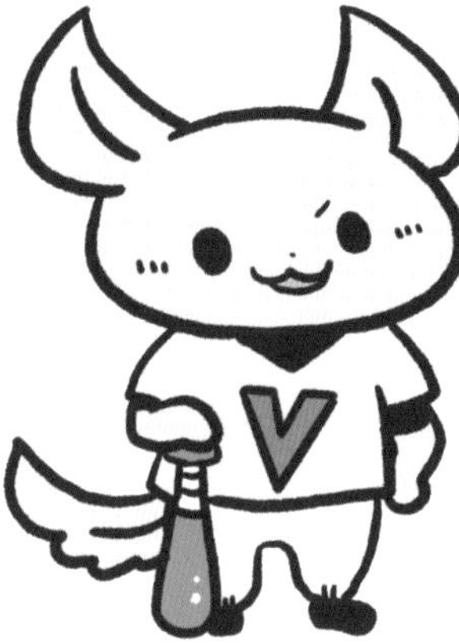

V（心室）くん

バッター。
心臓ちゃんの下のほうに
住んでいる。

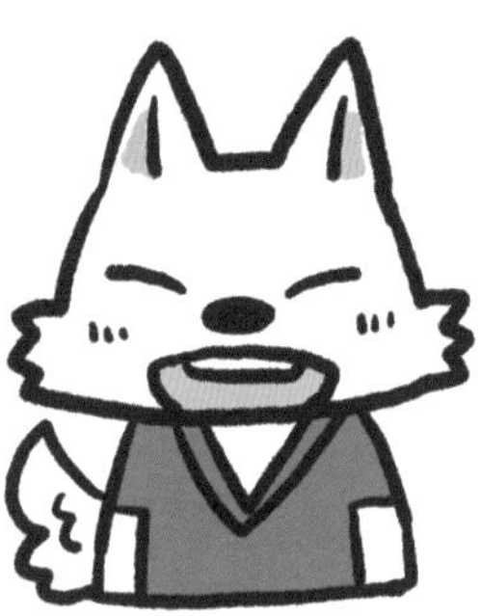

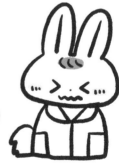

ドクターねぎ

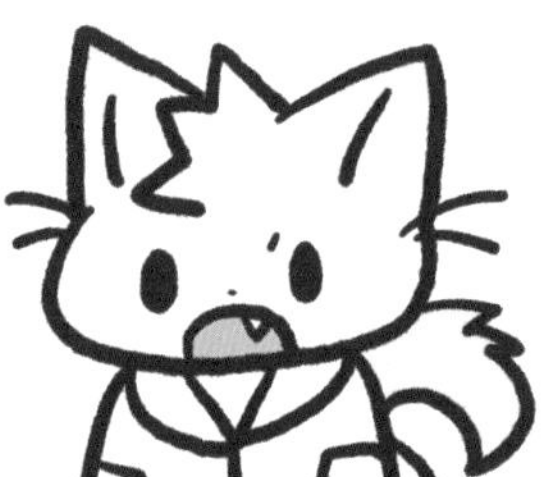

ナースかげ

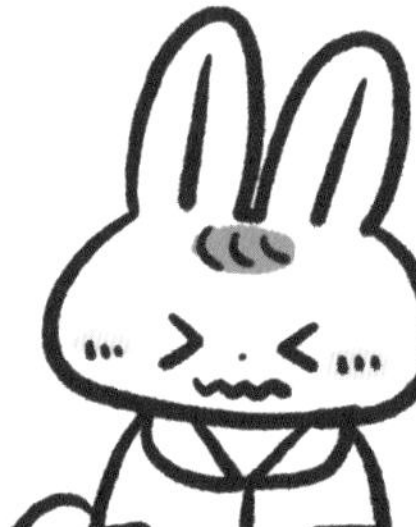

後輩ナース
うさみちゃん

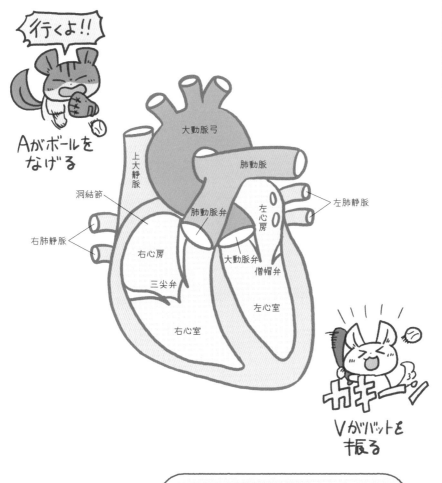

心臓ちゃんマップ
（心臓の解剖）

行くよ!!
Aがボールをなげる

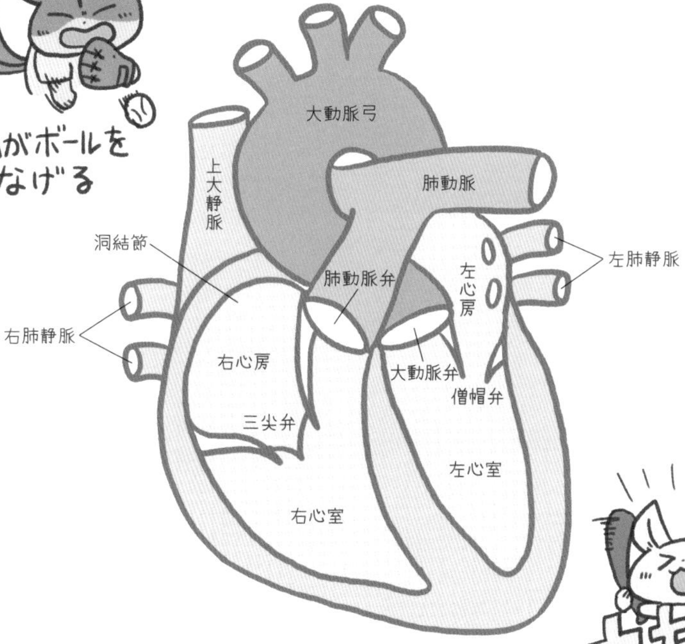

カキーン
Vがバットを振る

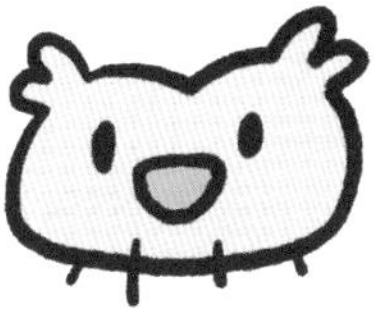

心電図や心疾患を勉強するために解剖は大切なので、場所と名前を覚えておこう！

memo

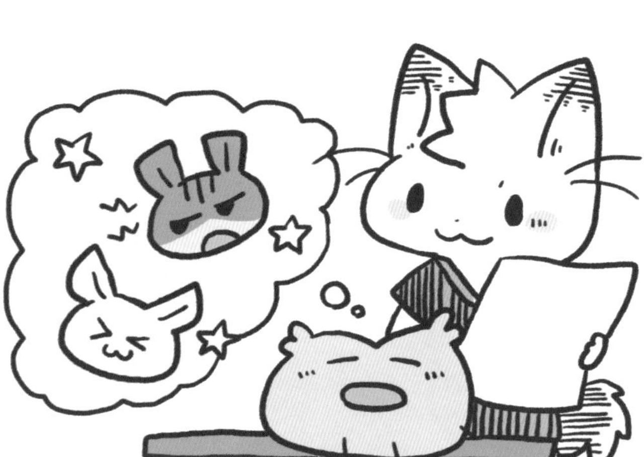

第1章

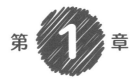

心電図のきほん

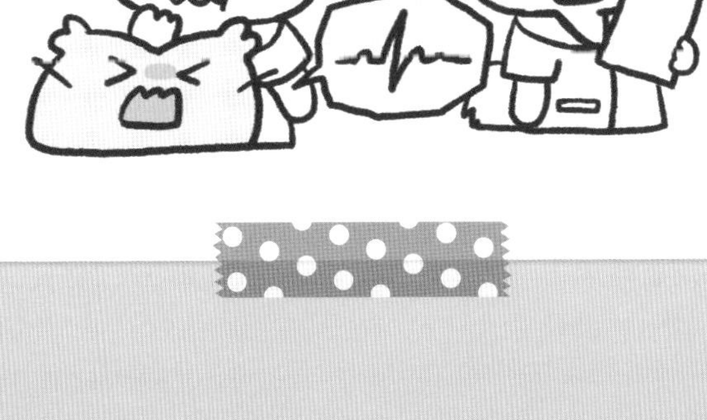

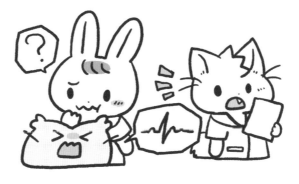

01

心電図ってなに？

心電図とは、電極というシールや吸盤などを体に貼ることで心臓の動きがわかる検査のことです。

そもそも心臓とは胸にある臓器で、体がちゃんと動くように血液を体のすみずみまで行き渡らせるためのポンプの役割を果たしています。その心臓が動く際にとても弱い電気が流れます。その電気刺激を読み取って記録した図が心電図です。

いろんな検査がある中で、心電図はなかなかすごいやつです。何がすごいって、例えばあなたが実習で何かを体験することになったとして、

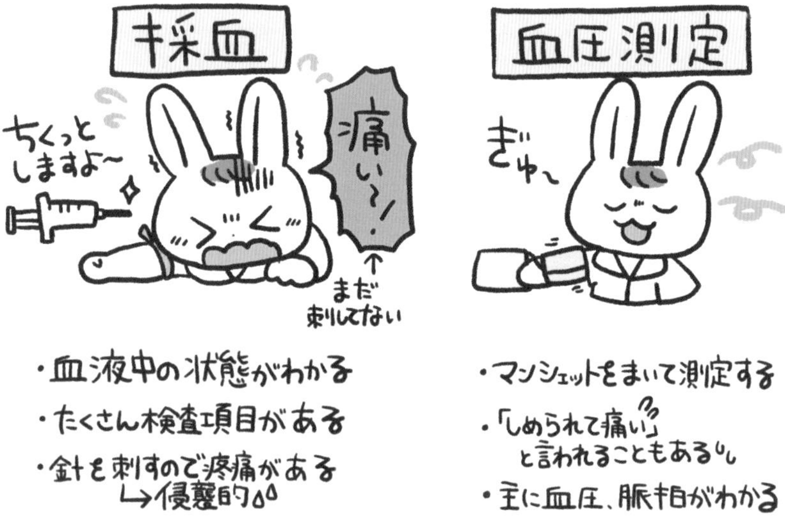
採血
ちくっとしますよ~
痛い~!
まだ刺してない
・血液中の状態がわかる
・たくさん検査項目がある
・針を刺すので疼痛がある
→侵襲的
血圧測定
ぎゅ~
・マンシェットをまいて測定する
・「しめられて痛い」と言われることもある
・主に血圧、脈拍がわかる

「採血か、血圧測定か、心電図か、どれを体験しますか」

と言われたら、ほとんどの人が血圧測定か心電図を選ぶと思います。だって痛くないから。そして心電図のさらにすごいところは、病気を見つけることができること。

「あなた、血圧 150/78mmHg ね。高いわね、緊張してるの？」

と言われても、緊張しているのか病気なのかはよくわかりません。なんとなく「たぶん緊張してます」とか適当に返事をして、何事もなかったかのように忘れ去ってしまいます。

心電図の場合、そうはなりません。

「あなた不整脈でてるわね、詳しく検査したことある？」

と言われると、「何か病気かも！」と思いそうではありませんか。

これが一番最初に書いていた、心電図がどうしてすごい検査なのかってことです。痛みや傷を与えずに、電極を貼るだけで疾病の発見・診断につながる、臨床でとても有益な検査なのです。

モニター心電図

- 電極を3ヶ所以上体に貼る
- テープがかゆい
- コードがじゃまぃ゛
- 心臓の様子が色々わかる

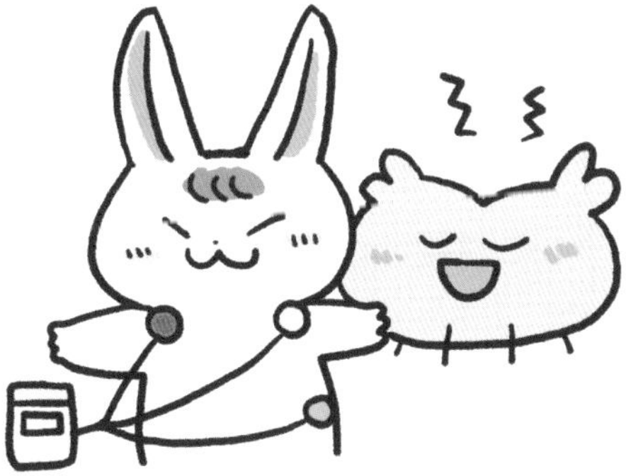

心電図のいろいろ

モニター心電図

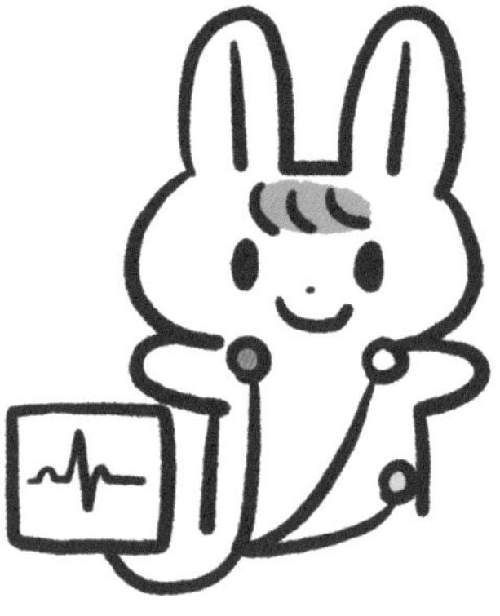

☞p.10へ

12誘導心電図

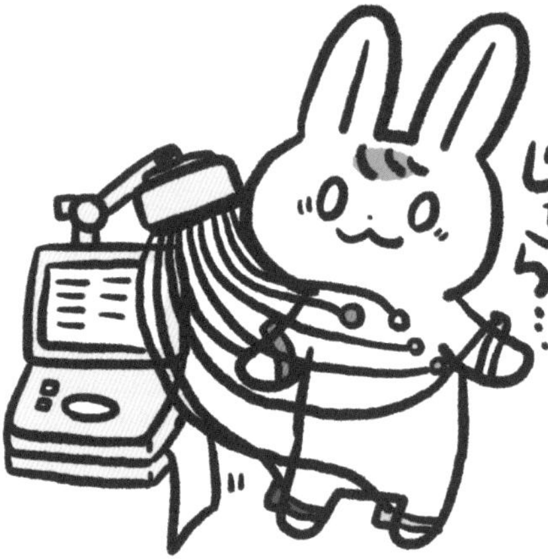
じゃら…

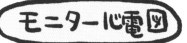

☞p.11へ

ホルター心電図

24時間生活しながらおこなう検査

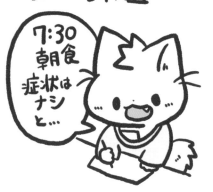

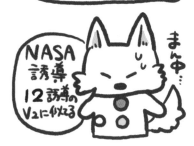

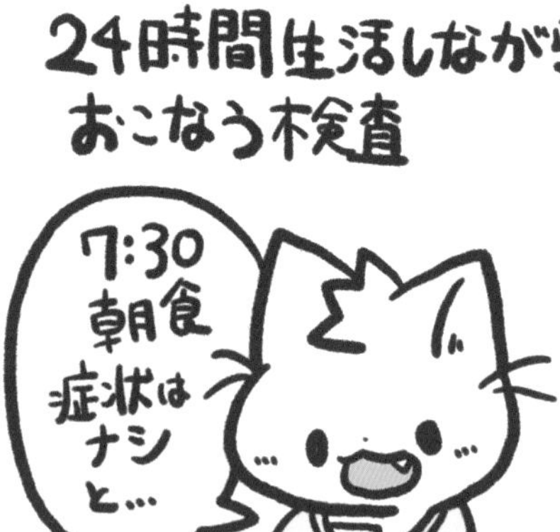
7:30
朝食
症状はナシ
と…

違う貼り方
(他にもいろいろある)

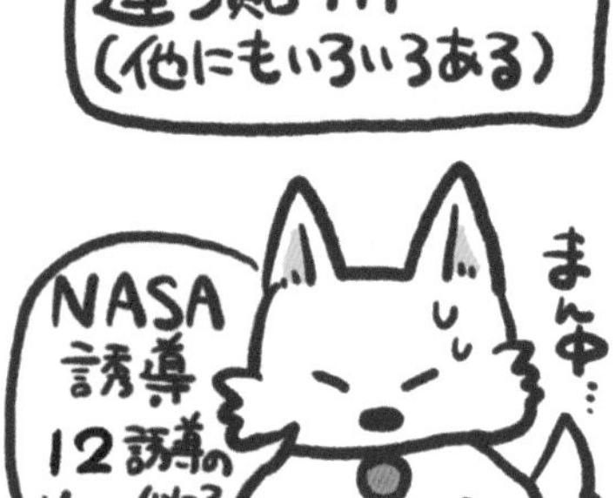
NASA誘導
12誘導のV_2に似てる
まん中…

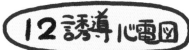

心電図の電極

電極(体につける部分)

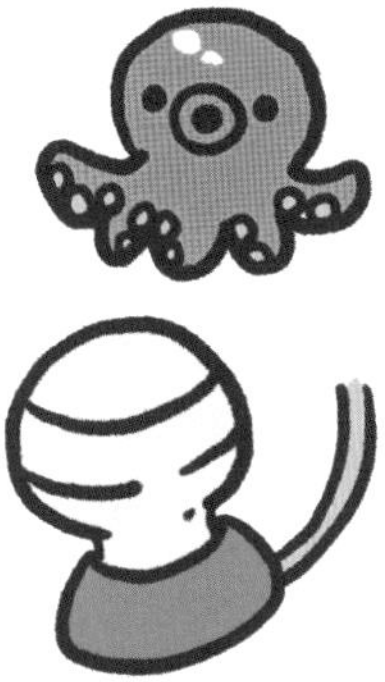

吸盤型

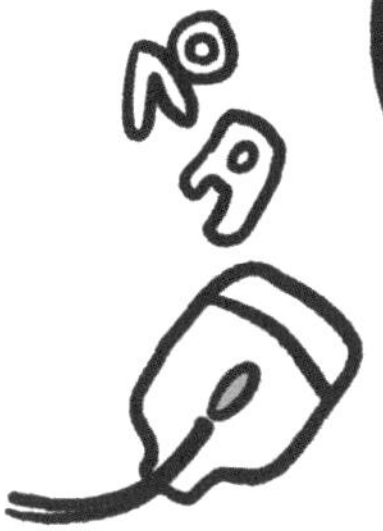
ペタ

シール型

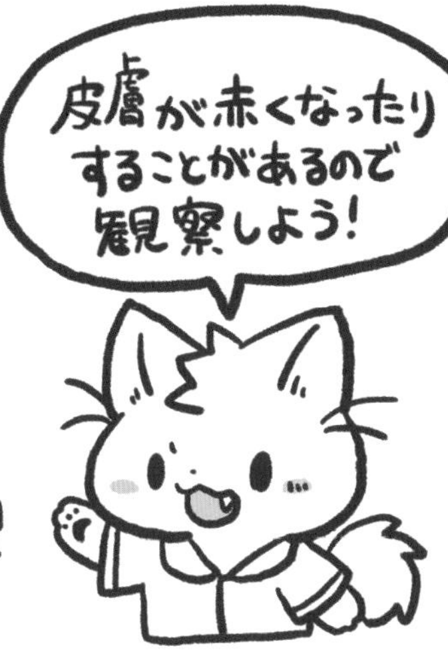
皮膚が赤くなったり
することがあるので
観察しよう!

吸盤型は短時間で
シール型は長時間装着するときに
使うことが多い

02

P波とQRS波、T波

心電図を理解するにあたってその波形の理解がどうしても必要になってきます。ただし、この本では「洞結節から電気刺激が……」なんて話をすべて理解する必要はありません。そんな内容がスラスラ理解できているならきっとこの本には手を出していないことでしょう。

第2章の「00 正常な心電図」のページをよく見ておきましょう（☞p.22）。「心房とP波」「心室とQRS波」というセットの理解が何よりも大事です。

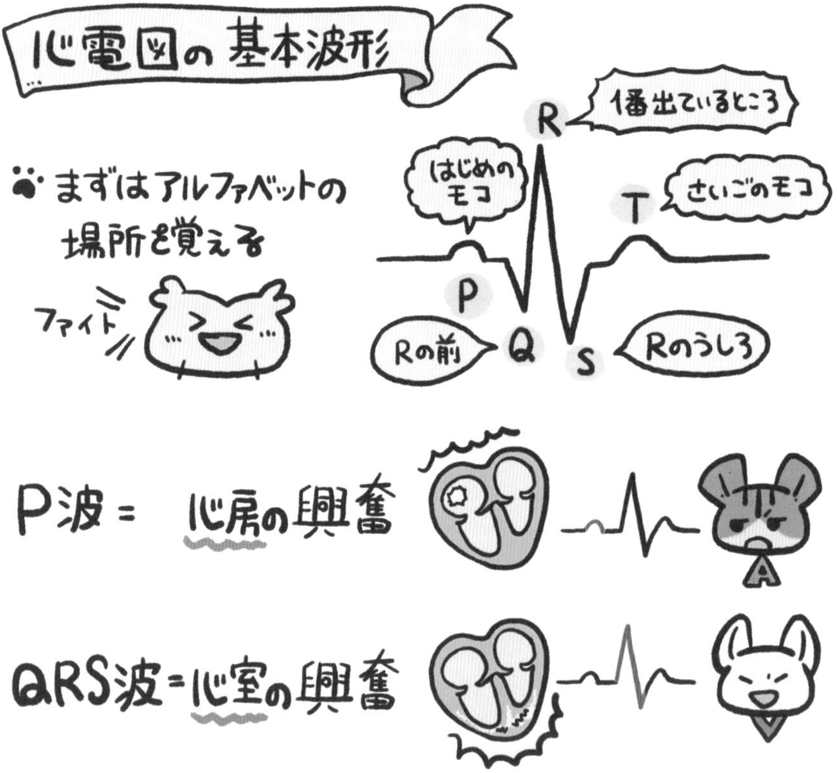
心電図の基本波形
まずはアルファベットの場所を覚える
ファイト
R
1番出ているところ
はじめのモコ
T
さいごのモコ
P
Q
S
Rの前
Rのうしろ
P波＝心房の興奮
A
QRS波＝心室の興奮

さて、このページはそれらの内容が十分に理解できて、ステップアップしたい！という人のための導入です。「苦手」と思っている人はこれを読むと心電図が嫌になるので

読まないことをおすすめします。

P波、QRS波、T波はそれぞれ心臓の電気刺激における、分極・脱分極・再分極という（これまた名前からして難しそうな）高度な役割を表してくれています。しかし、これらの分極を理解するには、結局それが心臓にとって何なのか、を理解してからのほうが勉強がはかどります。

P波は心臓におけるすべての始まりの合図になります。一般的には、**洞結節**（sinus《サイナス》 node《ノード》）と呼ばれる右房の隅っこから電気刺激が発せられます。この電気刺激は心電図上で見る限り、それほど大した刺激ではありません。まっすぐな線にひょっこりと頭を出す程度です（絵の“はじめのモコ”）。

この小さな電気の流れが**房室結節**と呼ばれる中継点に届くと、心臓（正確には心室）を動かさなきゃ！という明確な指令となります。

助走（Q）を経て心臓が大きく動き（R）、元の位置に戻ってきます（S）。しかし、元の場所に戻ってきたものの心臓的にはしっくりきていません。ちゃんと元に戻り切れてない感じがしています。寝苦しい夜に枕の位置を戻すように、もぞもぞして（T）元に戻ります。ちゃんと戻り切ってはじめて、また次の指令を受ける準備が整うのです。

P 心臓のすべてのはじまり！

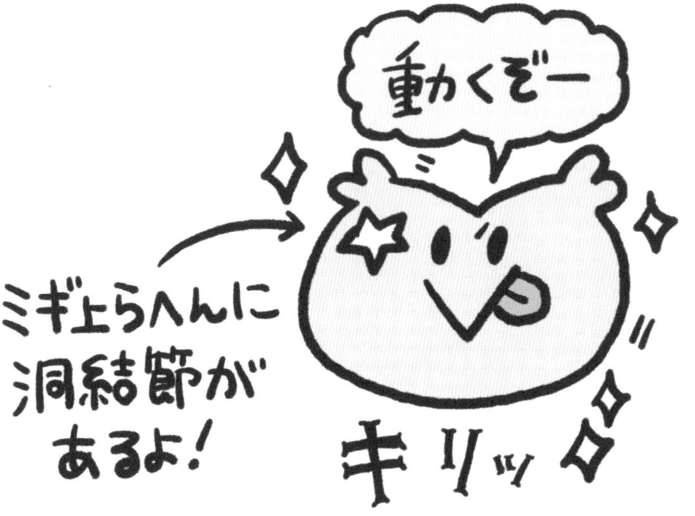
動くぞー
ミギ上らへんに洞結節があるよ！
キリッ

Q 心臓が動くための助走

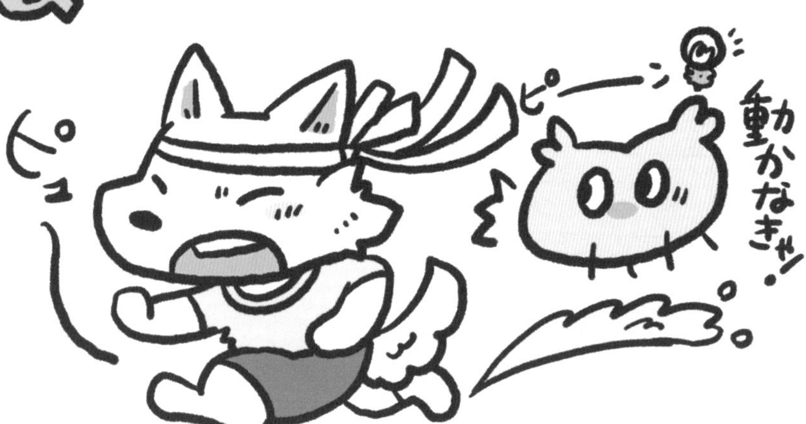
ピュ
ピーン
動かなきゃ！

R 心臓が大きく動く

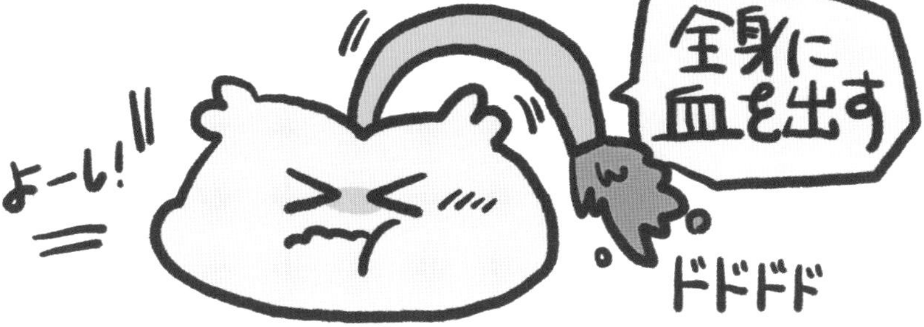
よーい!
全身に血を出す
ドドドド

S 元に戻る(一応)

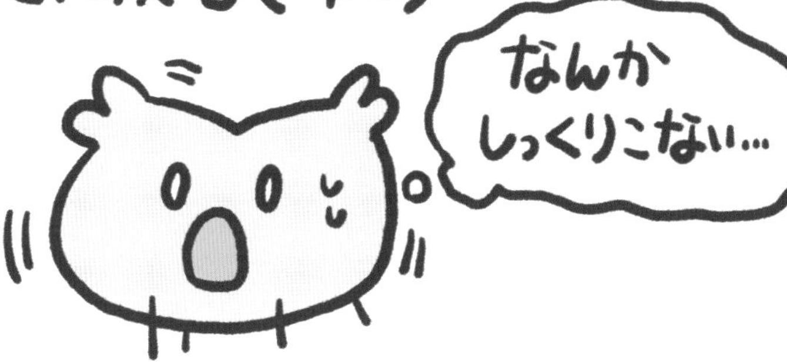
なんか しっくりこない…

T ちゃんと戻って次にそなえる

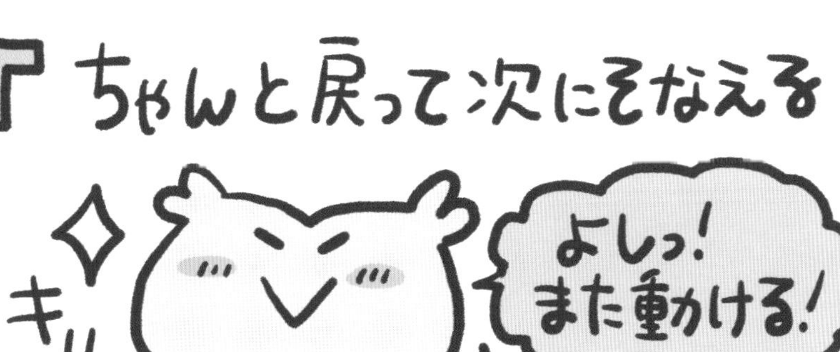
キリッ
よしっ! また動ける!

03

大事な貼り方

そもそもどうしてぺたぺたシールを貼るだけで心臓の動きがわかるのか。あのシールは心臓の電気の流れを見るための「目」の役割をしています。でも、心電図はちょっと不器用なので「ここに貼ってください」って場所に貼らないと「よく見えない」と言ってきます。挙句の果てにはよく見えてないはずなのに「大変なことが起こっているよ！」と間違ったことを言ってくる（アラームが鳴る）こともありますので、正しい位置に貼ることが大切です。

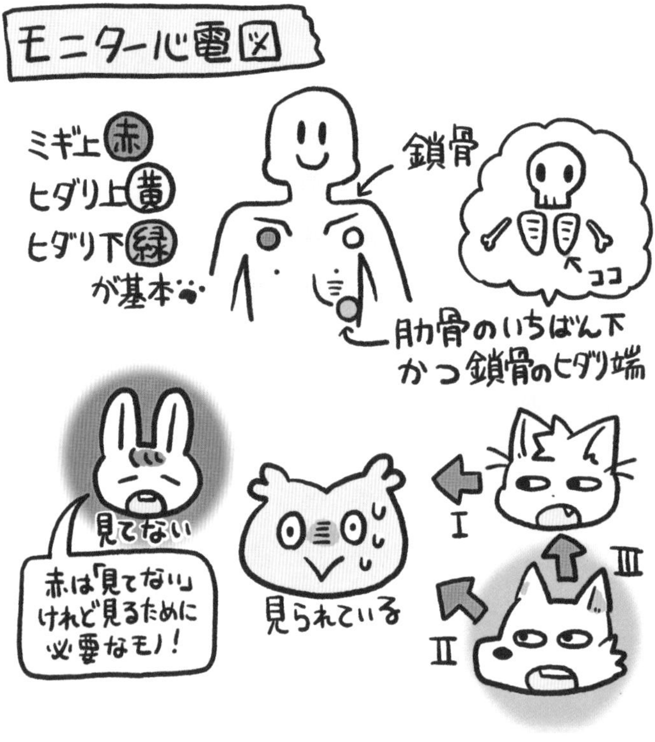
モニター心電図
ミギ上 赤
ヒダリ上 黄
ヒダリ下 緑
が基本
鎖骨
ココ
肋骨のいちばん下
かつ鎖骨のヒダリ端
見てない
赤は「見てない」
けれど見るために
必要なモノ！
見られている
Ⅰ
Ⅱ
Ⅲ

12誘導心電図

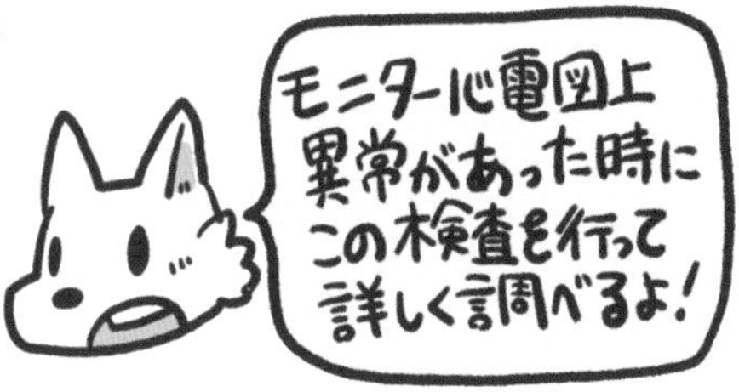
モニター心電図上
異常があった時に
この検査を行って
詳しく調べるよ!

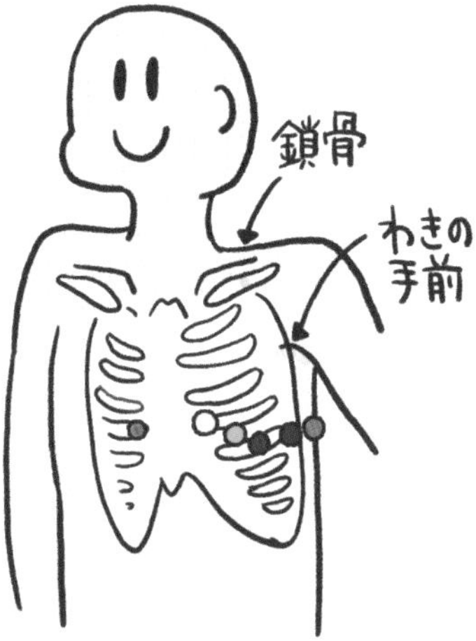
鎖骨
わきの
手前

① 肋骨のくぼみの上から4つ目
(第4肋間)のミギに赤
ヒダリに黄色をつける

② 黄色のすぐ下のくぼみ(第5肋間)
と鎖骨のまん中(鎖骨中線)
が交差するところに茶色をつける

③ 黄色と茶色の間に緑色をつける

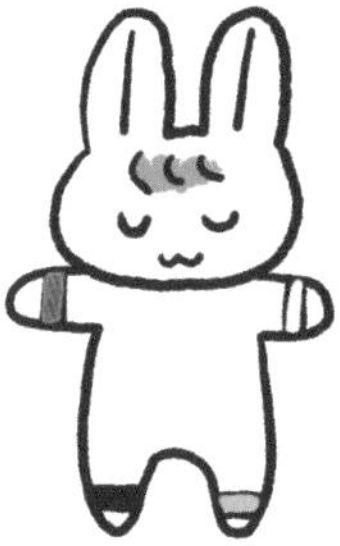

第5
肋間に
あるよ!

④ わきの手前(前腋窩中線)と
茶色と同じ高さのところに黒色をつける

⑤ わきのまん中(中腋窩線)と
茶色と同じ高さのところに紫色をつける

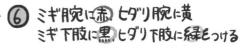

⑥ ミギ腕に赤、ヒダリ腕に黄
ミギ下肢に黒、ヒダリ下肢に緑をつける

電極を正しい位置に貼ったとき、見える心電図は3パターンあり、それぞれに「誘導」という名前がつけられています。

ただ、ここを深く説明し始めると心電図を嫌いになる人が多いので、ざっくりと、**一般的に使われるのはⅡ誘導**とだけ覚えておきましょう。

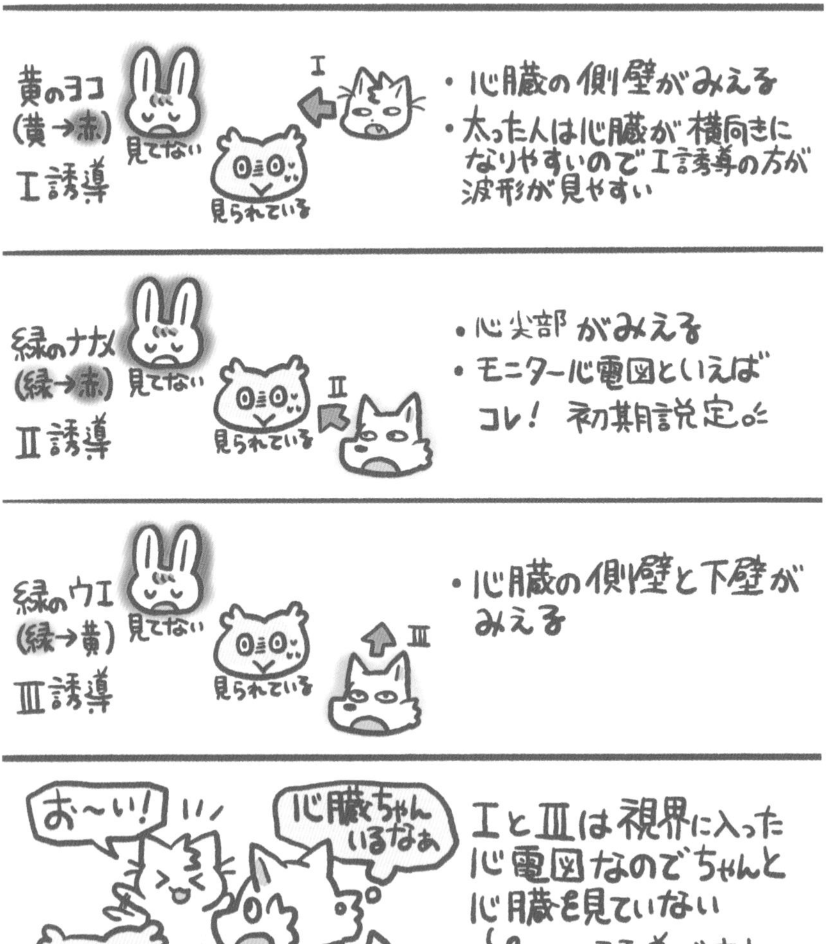
黄のヨコ
(黄→赤)
Ⅰ誘導
見てない
見られている
Ⅰ
・心臓の側壁がみえる
・太った人は心臓が横向きになりやすいのでⅠ誘導の方が波形が見やすい
緑のナナメ
(緑→赤)
Ⅱ誘導
見てない
見られている
Ⅱ
・心尖部がみえる
・モニター心電図といえばコレ! 初期説定
緑のウエ
(緑→黄)
Ⅲ誘導
見てない
見られている
Ⅲ
・心臓の側壁と下壁がみえる
お〜い!
心臓ちゃんいるなぁ
ⅠとⅢは視界に入った心電図なのでちゃんと心臓を見ていない
よって→Ⅱ誘導がキホン

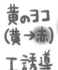

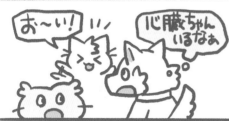

電極を貼る位置は先ほども言った通りすごく大事なので、例えば怪我をしていて正しい位置に貼れない人にはどのように工夫できるか、先輩と相談しましょう。

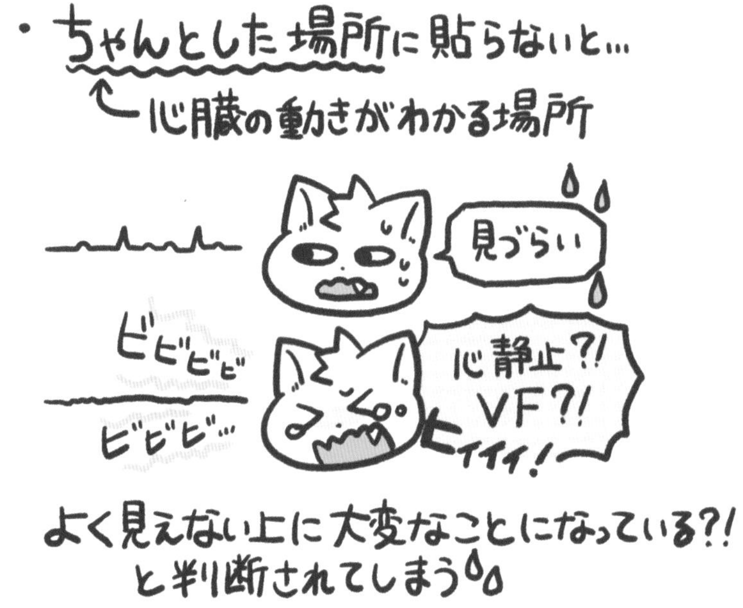
・ちゃんとした場所に貼らないと…
心臓の動きがわかる場所
見づらい
ビビビビ
ビビビ…
心静止?! VF?!
ヒィィィ!
よく見えない上に大変なことになっている?!
と判断されてしまう

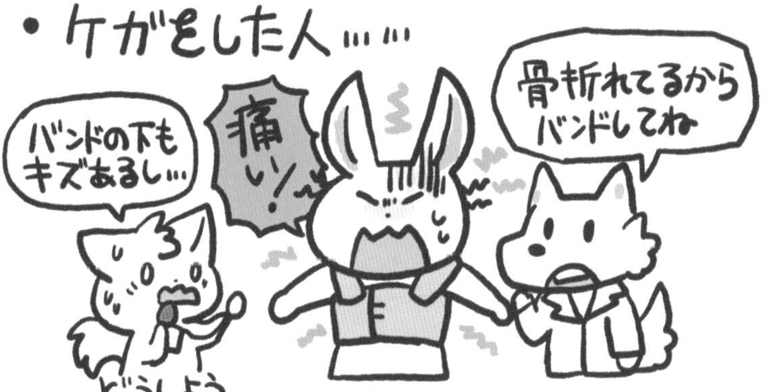
・ケガをした人……
骨折れてるからバンドしてね
痛い!
バンドの下もキズあるし…
どうしよう…
肩などに貼ることもあるよ!
医師や先輩スタッフに確認しよう

04 モニターとしての心電図

心電図の大事な役割は「心臓の具合が悪いか」を判断できることです。しかし、やたらアラームが鳴るので毎回肝を冷やしていたらこっちの精神がもちません。ここも心電図が嫌われる理由のひとつだと思います。

「アラームが散々ビービー鳴ってたのに、見に行ったらなんともなかった」を繰り返しているうちに「見に行く意味あるの？」とか「アラームがうるさいから音が出ないようにしちゃおうかな」と思い、いざ何かが起きると「何が起こっているかわからない、怖い」となってしまいます。

大事なのはアラームが鳴るたびに肝を冷やすことでもアラームに慣れてしまうことでもなく、**アラームを機に1回でも心電図を見ること**。そして、**心電図を見たあとに患者さんのところへ会いに行ってください**。

これをちゃんと繰り返していると、心電図の音に惑わされることなく、「ああ、これは大丈夫なやつね」と落ち着いて対応できるようになります。だって実際、アラームが鳴る一番の原因は「ノイズ」なんですから。患者さんがモゾモゾしただけで「もしかしたらこの心臓やばいかもよ」と誤解してアラームがビービー鳴っているだけなのです。アラームが鳴ることと患者さんの具合が悪いことは必ずしもセットではないことを、実際に経験して理解しましょう。ノイズのときの特徴がわかれば、心電図を見ただけで「やばくない」とわかるようになります。

ただし、アラームに慣れすぎて「やばくない」と高を括っていると、本当の異常を見過ごしてしまうかもしれません。なので、必ず患者さんに会いに行って、本当に「やばくない」ことを確かめましょう。

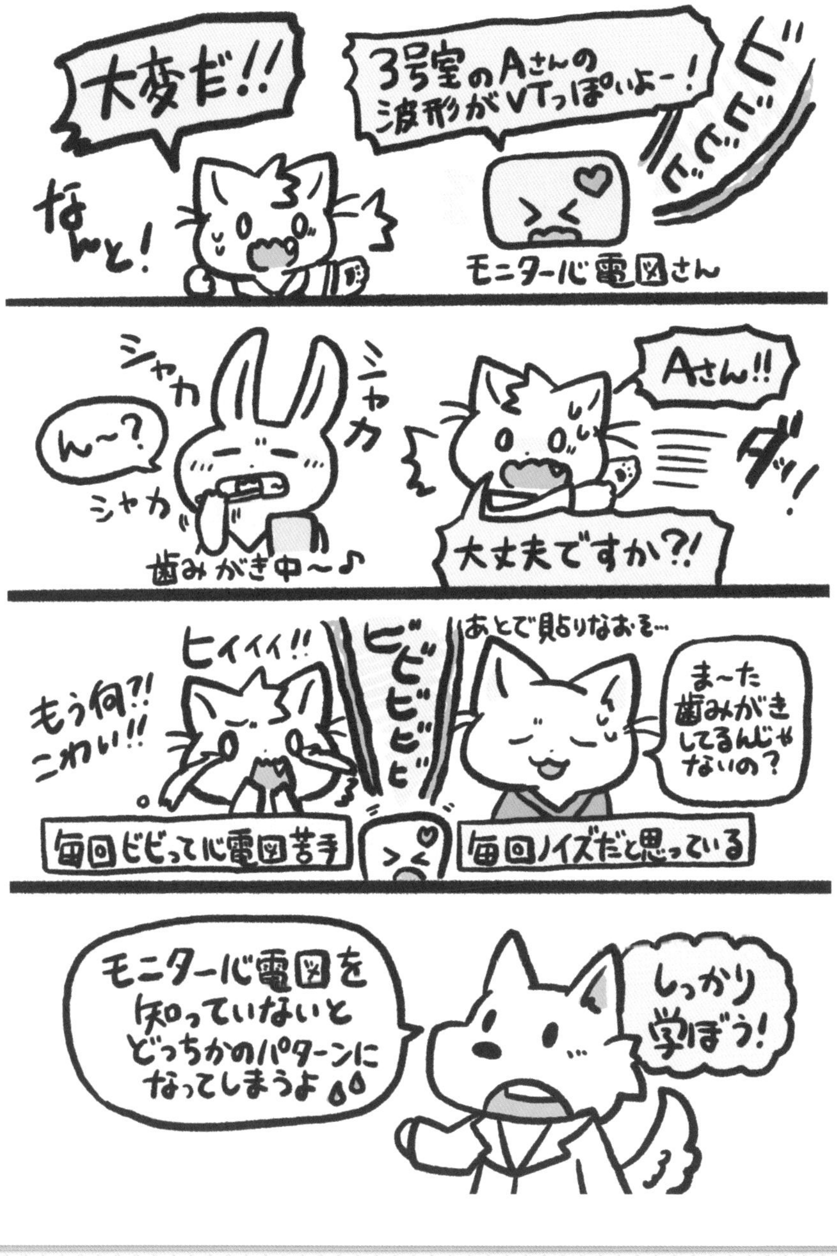
大変だ!!
なんと!
3号室のAさんの波形がVTっぽいよー!
ビビビビ
モニター心電図さん
シャカ
シャカ
シャカ
ん〜?
歯みがき中〜♪
Aさん!!
ダッ!!
大丈夫ですか?!
ヒイイイ!!
もう何?! こわい!!
ビビビビビ
あとで貼りなおそ…
ま〜た歯みがきしてるんじゃないの?
毎回ビビって心電図苦手
毎回ノイズだと思っている
モニター心電図を知っていないとどっちかのパターンになってしまうよ
しっかり学ぼう!

05

英語の頭文字

心電図で「不整脈」と一言で言ってもたくさんあります。病棟だとかっこよく英語の頭文字だけ読んで「AFの既往がある患者さんです」とか、英語の名前を略して「タキってるからちょっと座らせて」とか言ったりします。「なんだよ、AFって。滝ってる？ 焚きってる？」と、あなたを混乱させる呪文が使われています。

でもこれはどうしようもありません。そういう名前なのですから。「ゆうこちゃんの名前、ゆうこって覚えられないよね」とか言われても困りますし、「ゆうこりん」ってあだ名もセットでついてきます。

まず、英語の頭文字だけ読むほうから理解していきましょう。慣れませんが、これだけは仕方がありません。

「Aは心房（atrium《アトリウム》）」「Vは心室（ventricle《ヴェントリカル》）」

この二人が活躍します。で、二人の活躍する名前が以下の通り。

- Af
- AF
- VT
- VF
- PAC
- PVC

こんな感じで、だいたいどこかにAとVが隠れています。字面だけ見てもなんのことかよくわからないですし、こいつらの正体はあとで詳しく説明します。あわてない、まずはAとVだけ覚えてください。

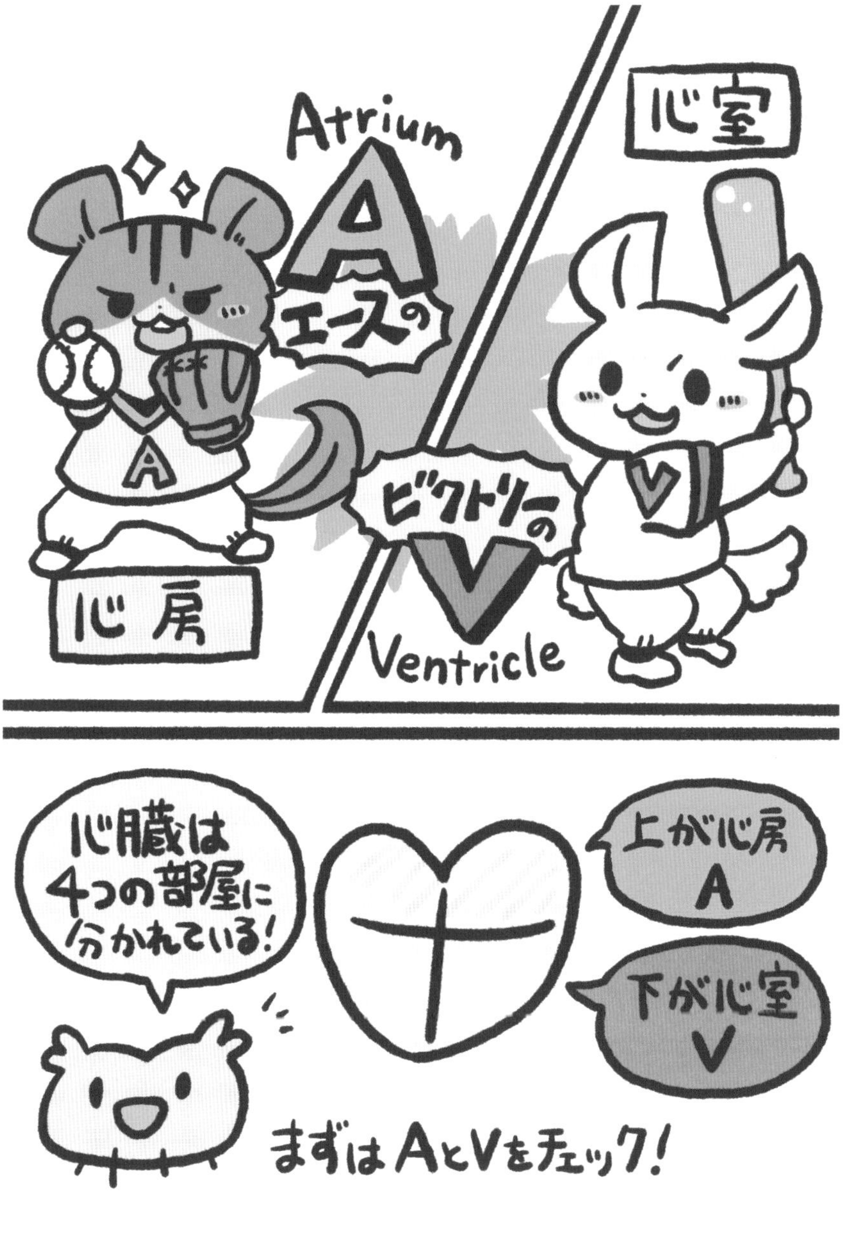
Atrium
A
エースの
心房
心室
ビクトリーの
V
Ventricle
心臓は4つの部屋に分かれている!
上が心房
A
下が心室
V
まずはAとVをチェック!

06

難しい名前 なぞの略語

病棟で先輩看護師や医師が心電図を見ながら、「サイナスに戻ってるね」や「タキってる」といった、英語を日本語に合体させたルー語（知らない人はネットで検索！）を喋っているかもしれません。別に彼らは決してふざけているのではありません。むしろ、患者さんの状態について話しているため、あなたはこの言葉を理解しなければなりません。

・タキ　tachycardia《タキカルディア》
・ブラディー　bradycardia《ブラディカルディア》
・サイナス　sinus《サイナス》 rhythm《リズム》

でもこの本は最初に書いた通り、ざっくりと覚えてもらうことを目標にします。

タキは滝のように早い脈＝頻脈。

ブラディーはぶらぶらしてるような脈＝徐脈。はい、二人おわり。

そしてサイナス。こいつは一番やっかいです。なぜならば、病院のスタッフは「間違った使い方と知ったうえで間違った使い方をしている」から。

本当の意味でのサイナスは、sinus《サイナス》 node《ノード》（洞結節）から電気刺激が始まっている波形そのもの（＝sinus《サイナス》 rhythm《リズム》；洞調律）のことです。しかし、普通の心臓は洞結節からリズムが始まっていることから、「リズムがちゃんと始まっているなら正常だよね！」と正常心電図の意味でよく使われています。

そういうわけで「サイナス」という表現は、本当の意味をちゃんと理解するまではできる限り使わないようにしましょう。正常な心電図だと伝えたい場合は自信をもって「不整脈はありません、正常心電図です」と声に出してみましょう。きっと、心電図のことをよく理解している先輩がそんなあなたに気づいてくれるはずです。

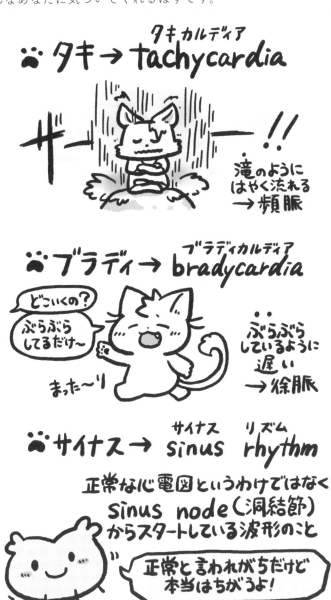

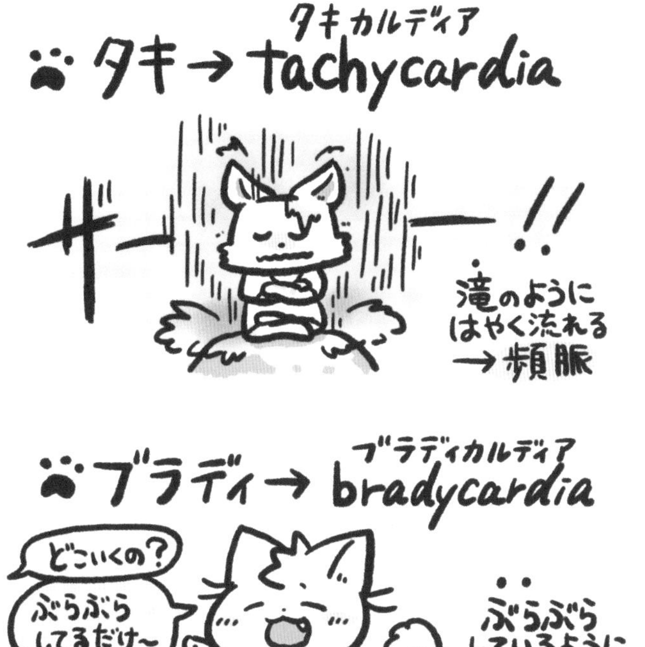
タキ→tachycardia《タキカルディア》
サー!!
滝のように
はやく流れる
→頻脈
ブラディ→bradycardia《ブラディカルディア》
どこいくの?
ぶらぶら
してるだけ~
まった~り
ぶらぶら
しているように
遅い
→徐脈
サイナス→sinus《サイナス》 rhythm《リズム》
正常な心電図というわけではなく
sinus node(洞結節)
からスタートしている波形のこと
正常と言われがちだけど
本当はちがうよ!

07 覚えるべき不整脈

さて、話がいろいろと逸《そ》れましたが、結局のところこの本の目標は**大事な「異常」を見つけられるようになること**。

だから大事な不整脈を下に列挙します。

- ☑ 心室細動
- ☑ 無脈性心室頻拍
- ☑ 無脈性電気活動
- ☑ 3度房室ブロック（完全房室ブロック）
- ☑ 心室頻拍
- ☑ 洞不全症候群
- ☑ 2度房室ブロック（モビッツⅡ型）
- ☑ 2度房室ブロック（ウェンケバッハ型）
- ☑ 心房細動
- ☑ 心房粗動
- ☑ 心室性期外収縮（PVC）
- ☑ 心房性期外収縮（PAC）

これらが何者かは次の章で知っていきましょう。そして、なんとなく覚えたなと思ったら、チェックボックスにチェックを入れていきましょう！

第2章

不整脈めも

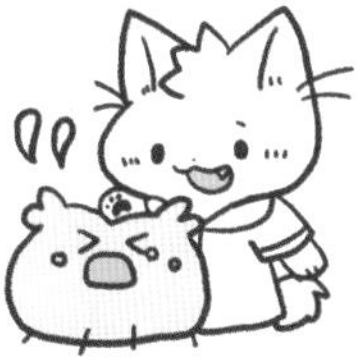

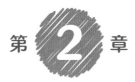

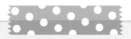

00

正常な心電図

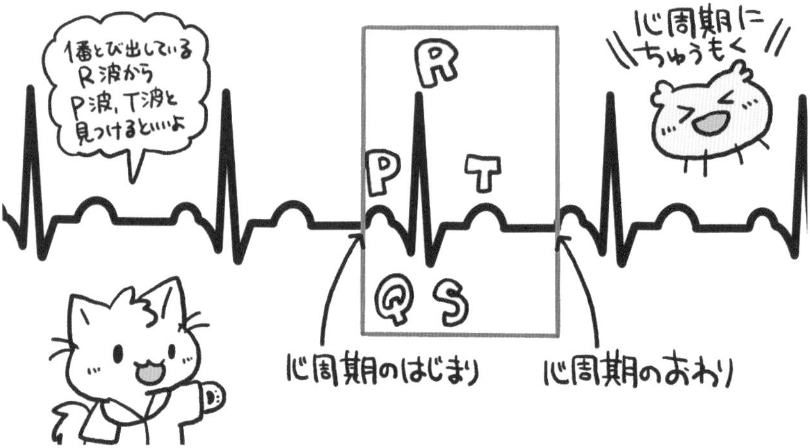
1番とび出している
R波から
P波, T波と
見つけるといいよ
心周期に
ちゅうもく
R
P
T
Q
S
心周期のはじまり
心周期のおわり

Point

☑ これが普通の波形だよ、という波形を見慣れておくことがポイント

〈正常な波形と値〉

P波	幅	0.1秒(2.5マス)以内
	高さ	0.25mV(2.5マス)以内
QRS波	幅	0.1秒(2.5マス)以内
T波	形	左右対称
PQ間隔(時間)		0.12〜0.20秒(3〜5マス)
QT間隔(時間)		0.30〜0.45秒(7.5〜11マス)

※補正QT間隔(QTc)＝QT÷$\sqrt{RR}$
(☞p.74参照)

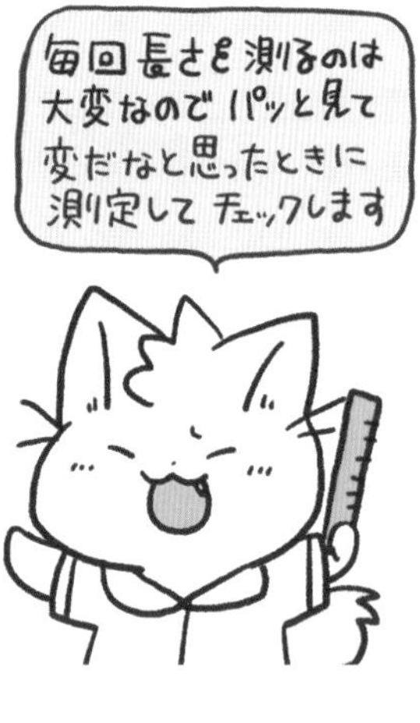
毎回長さを測るのは
大変なのでパッと見て
変だなと思ったときに
測定してチェックします

波形の特徴

- 同じ形の波形がちゃんと繰り返されている。
- P波と呼ばれる小さな丘、QRS波と呼ばれる尖った山と谷、T波と呼ばれるP波よりは大きな緩やかな山、が連続している。
- A（心房）とV（心室）は二人セットで動くことによって心臓の務めを果たす。具体的には、Aがボールを投げてVがボールを打つこと。Vがボールを打ってはじめて心臓が血液を体に送り出したことになる。

心臓がどうなっているか

AとVが仲良く
うまくやってるよ

P波のとき、Aがボールを投げています。そしてQRS波のとき、Vがバットを振っています。振り切ったあと、元の姿勢に戻っているのがT波です。そのことだけなんとなく覚えておいてください。

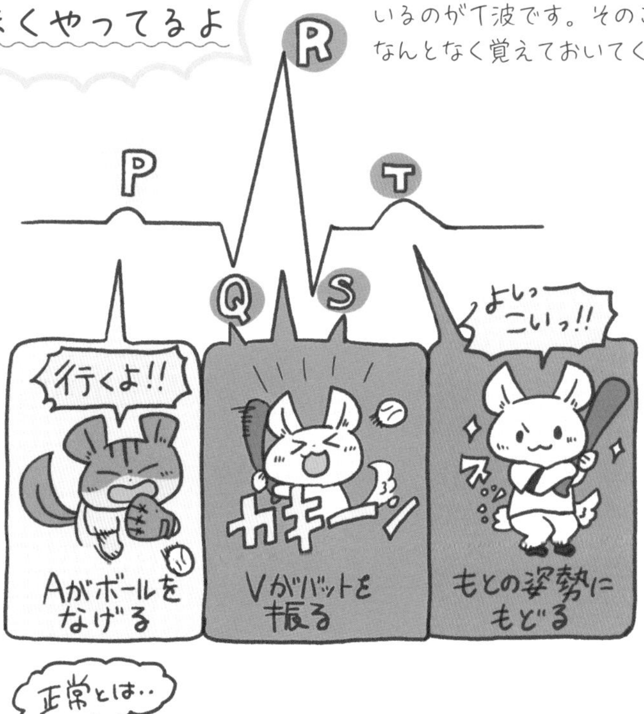

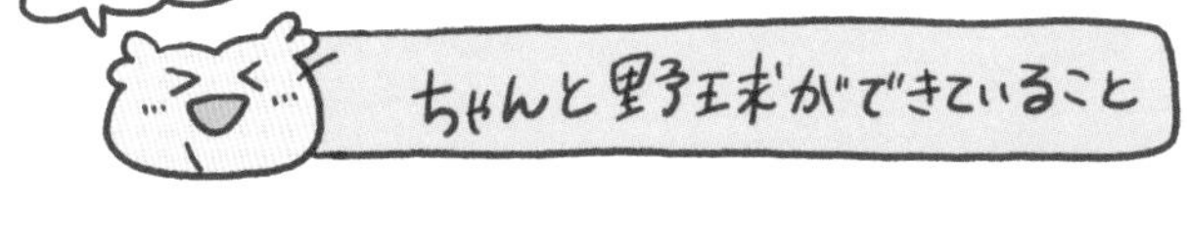

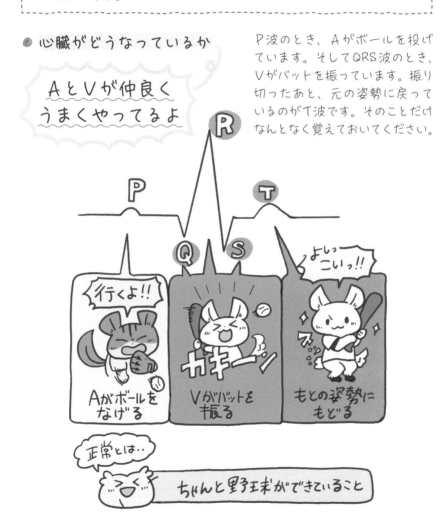

超緊急

01

心室細動（VF）

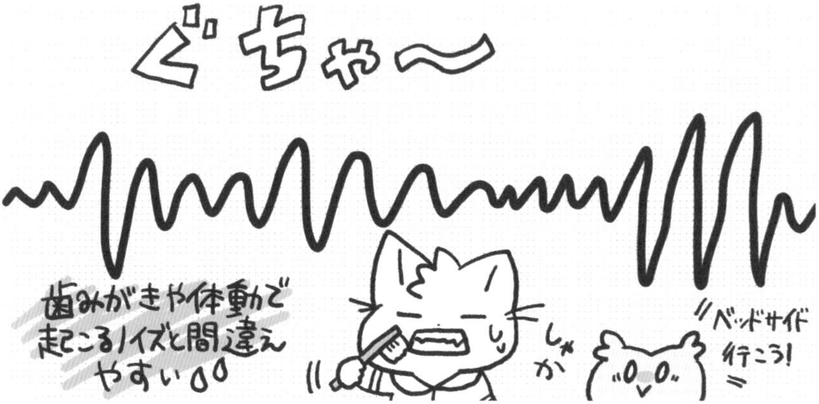
ぐちゃ〜
歯みがきや体動で起こるノイズと間違えやすい
しゃか
ベッドサイド行こう!

Point

- 心停止の状態。死にます。急いで人を呼んで救命措置開始っ！
- 心電図を見ているはずなのにグチャグチャで規則性がない、ノイズと似ている。
- 除細動器を使います。準備しましょう。

波形の特徴

- 正常波形とは比べ物にならないほどグチャグチャな波形で、山と谷も尖っていたり緩やかだったり大きかったり小さかったり、もはやなんでもあり。
- 患者さんが動いたときの心電図波形を見ておきましょう。そのときの波形が、患者さんは動いていないにもかかわらず継続するのがVFです。

心臓がどうなっているか

Vが暴れん坊将軍

血液を送り出す心室がいうことをきいてくれない状態。心臓がもうどう動けばいいのかわからなくなって、しっちゃかめっちゃかしています。

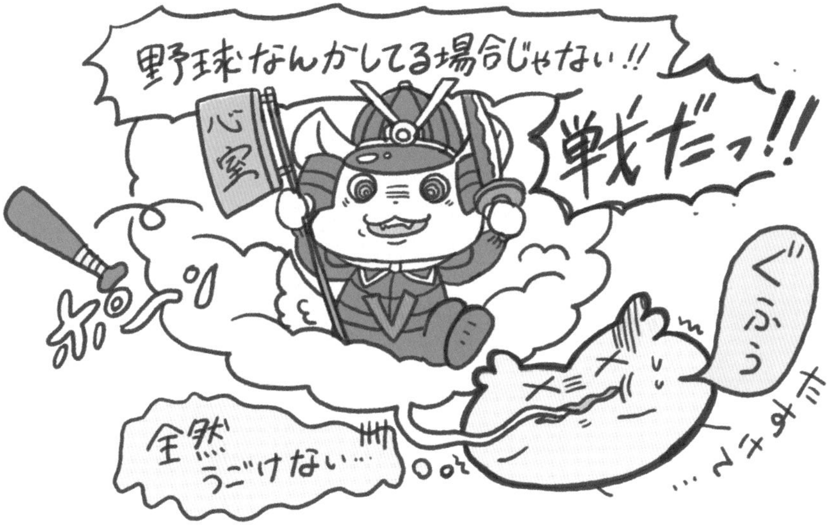
野球なんかしてる場合じゃない!!
戦だっ!!
心室
ポ〜イ
ぐふう
たすけて…
全然うごけない…

なにをしたらいいの？ ➡ 救命措置

心臓の血液を体に送り出す働きはVがしていますので、暴れん坊将軍をなんとかしないと体に血液が送られません。暴れん坊将軍を鎮める方法はCPR（心肺蘇生）と除細動が主です。早急に他の人に伝えて戦の準備をしましょう。

VF のときはただちに CPR を行いますが、例えば PEA（☞p.30）のときは心電図を見て「正常な心電図じゃん！」と思いきや心臓は全然動いていなかったりします。

こういったことからも心電図だけで全部判断するのは危険なので、心臓がちゃんと動いている指標として頸動脈触知というものがあります。頸動脈がドキドキと触れるとだいたい収縮期血圧は 60mmHg 以上はあると判断できます。逆に触れない場合は生命の危険があるくらい血圧が低いので CPR を開始します。

頸動脈触知

VFや pulselessVT、PEAでは
頸動脈触知で確認をおこなう！

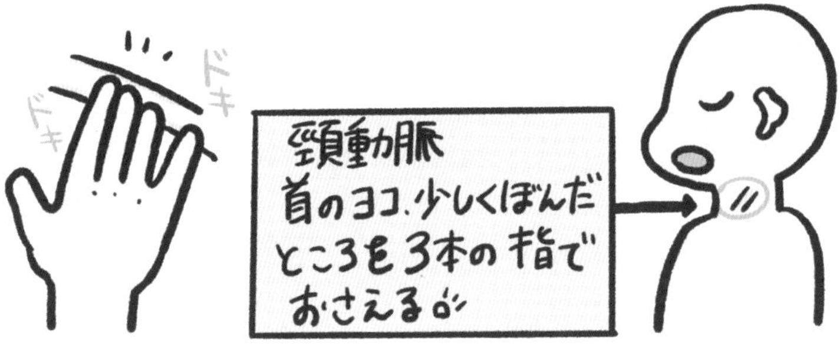
ドキ
ドキ
頸動脈
首のヨコ、少しくぼんだところを3本の指でおさえる

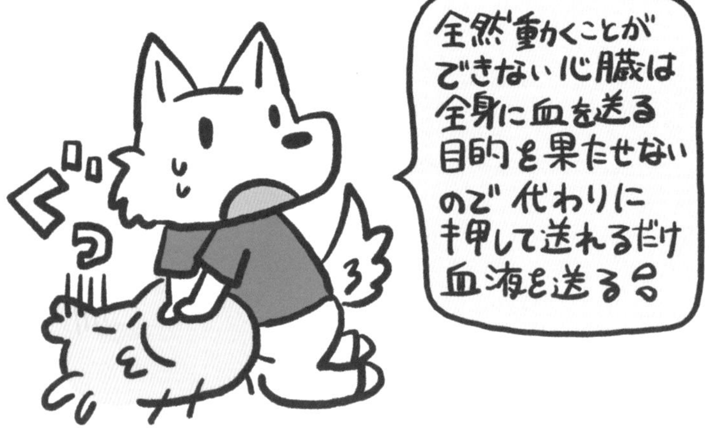
全然動くことができない心臓は全身に血を送る目的を果たせないので代わりに押して送れるだけ血液を送る

胸骨圧迫

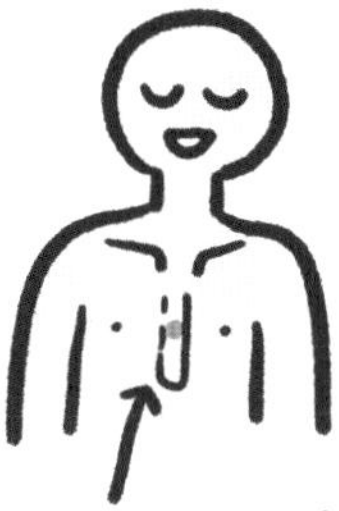

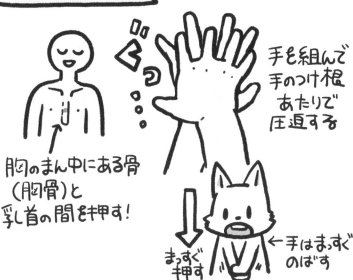

胸のまん中にある骨（胸骨）と乳首の間を押す！

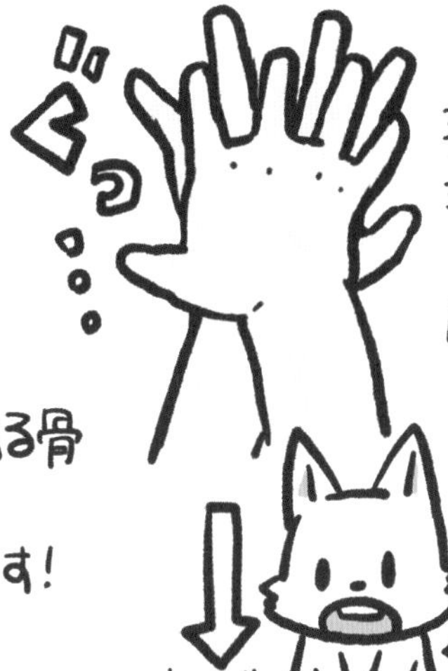

手を組んで手のつけ根あたりで圧迫する

まっすぐ押す

← 手はまっすぐのばす

除細動について

- 駅など病院の外にあるAED
  ↓
  自動体外式除細動器

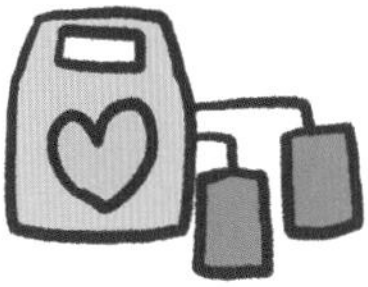

- 中にシール付きのパットが入っている
- 電源が入ると音声が入る

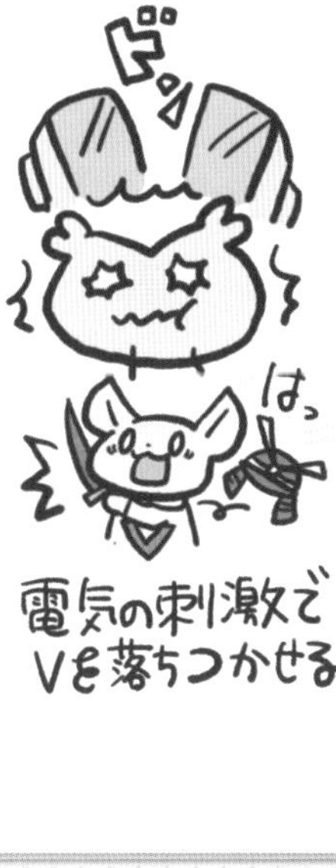

電気の刺激でVを落ちつかせる

- 病院にある除細動器

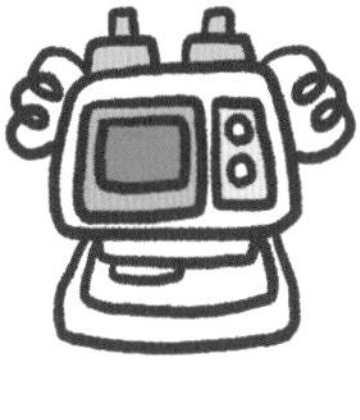

- シール付きパットの他にパドルがついている
- 電気の強さやタイミングを調節できる

超緊急

02 無脈性心室頻拍 (pulseless VT)

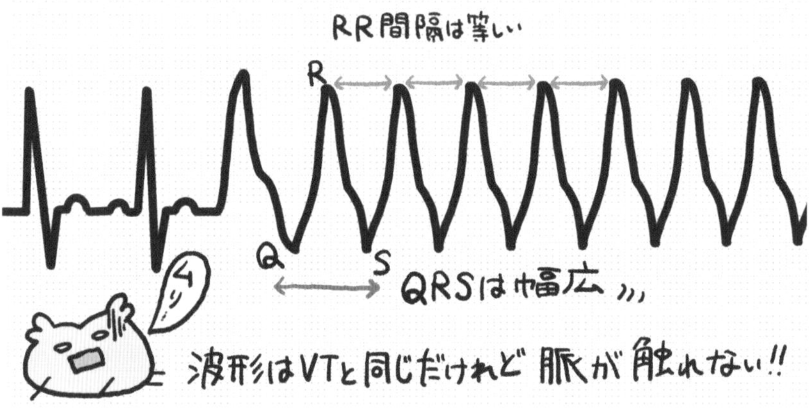
RR間隔は等しい
R
Q
S
QRSは幅広
ムリ
波形はVTと同じだけれど脈が触れない!!

Point

- ☑ この心電図には脈がある（血液を全身に送ることができている）パターンと脈がないパターンがあります。
- ☑ 患者さんがしゃべったり動いたりできているからといって、ノイズと即断即決しないこと！ 波形はあっても心拍出量が0なので頸動脈は触知できません。
- ☑ 無脈性VTは心室細動（VF）と同じ対応が必要です。（☞VFのことはp.24でチェック！）

波形の特徴

▶VTと同じ波形です。しかし心拍出量は0なので波形だけでは判断できないため、頸動脈を触知し確認します（☞p.26）。

心臓がどうなっているか

Vがお行儀よく
大暴れ！

先ほどVFを暴れん坊将軍なんて言いましたが、こいつも一緒です。何が違うかって、せいぜいお行儀がちょっといいかな、ってくらいです。波形そのものはリズミカルに動いているので、イメージの話、うまくいけば血液を全身に巡らせることができますが、リズムよく震えているだけで何も仕事をしていなかったりします。

※バレている
戦だが
わからぬように
暴れよう…！
ぐるく
心室が
規則的に
ふるえている

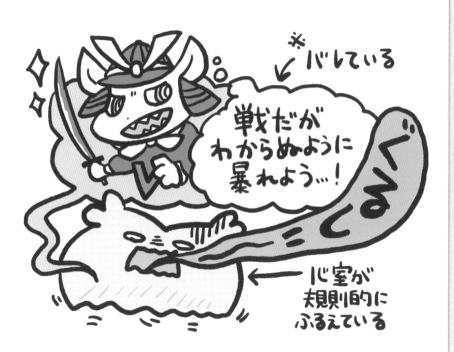

なにをしたらいいの？ ➡ 救命措置

とにかく人を集めましょう。緊急事態です。すぐに胸骨圧迫などのCPRを行わなければいけません。

超緊急

03

無脈性電気活動（PEA）

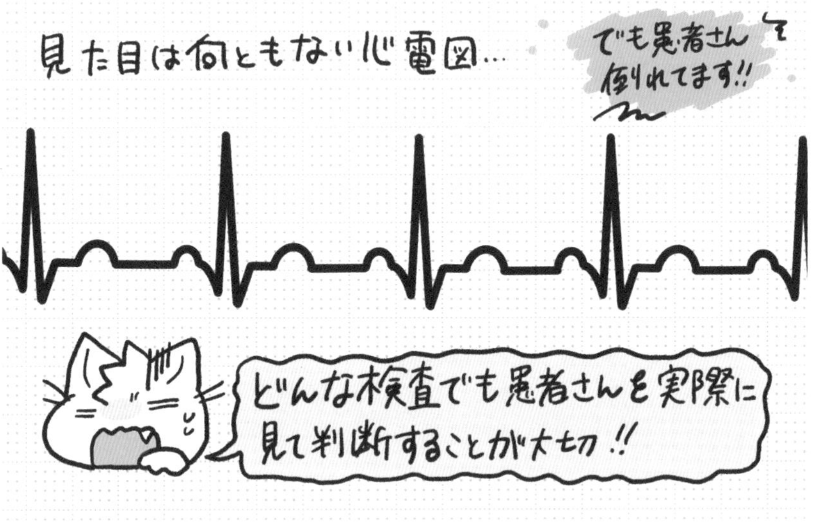
見た目は何ともない心電図…
でも患者さん
倒れてます!!
どんな検査でも患者さんを実際に見て判断することが大切!!

Point

- ☑ 心電図だけでは唯一見つけることができない異常。心電図は正常、アラームも鳴らない。
- ☑ 脈が触れない。血圧ももちろん測れない。救命措置が必要。
- ☑ これそのものは除細動の適応はない。

波形の特徴

▶ 正常な心電図とそっくり。

心臓がどうなっているか

AとVは二人とも働いている"つもり"

AとVはあまりにも完璧なイメージトレーニングをしすぎてて、心電図はちゃんと心臓が働いているように思っちゃいます。アラームも鳴りません。

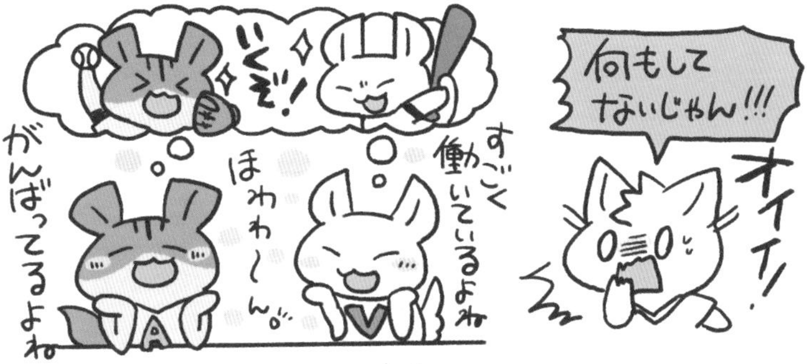

いくぞ!
何もしてないじゃん!!!
オイイ!
がんばってるよね
ほわわ〜ん
すごく働いているよね

AもVも働いている妄想をしているだけ

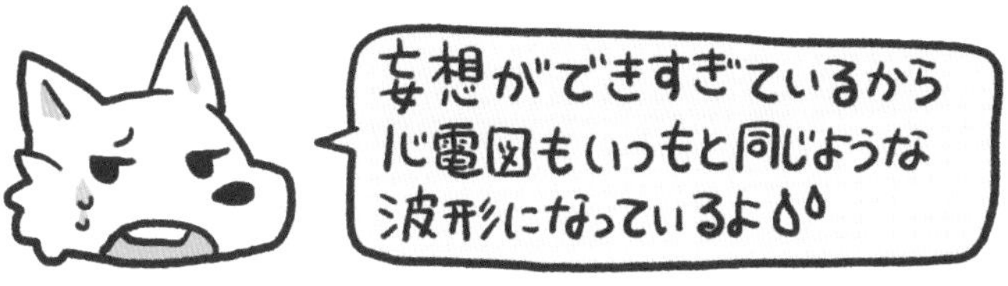

妄想ができすぎているから
心電図もいつもと同じような
波形になっているよ

実際の心臓は全く動いていないのでVFと同じようなことになっている

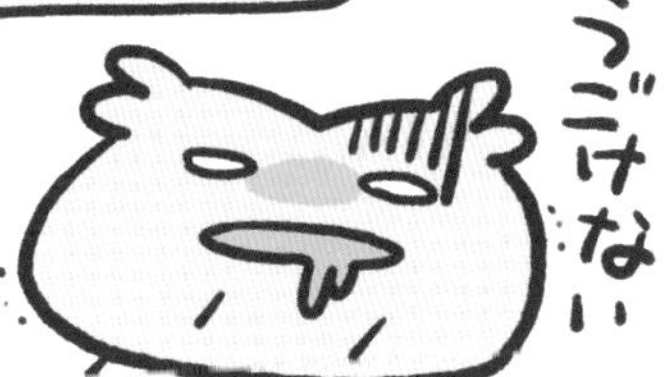

うごけない

なにをしたらいいの？ → 心停止なので救命措置を行う！

（p.24 VF のページ参照）

超緊急

04

3度房室ブロック（完全房室ブロック）

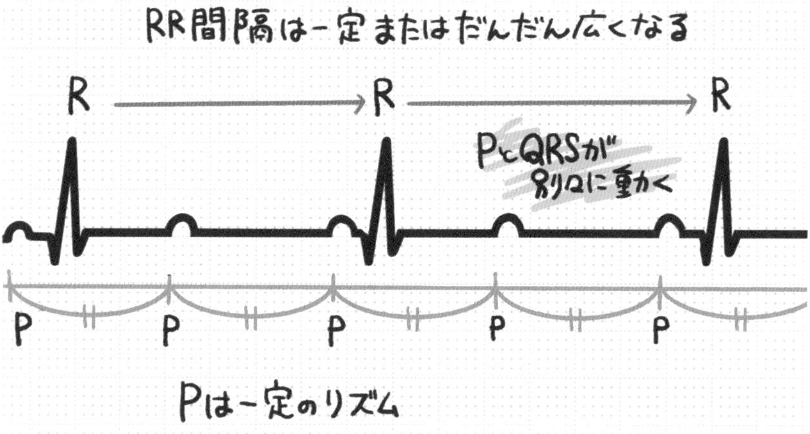

Point

- ☑ 心臓がいつ止まってもおかしくない状態。
- ☑ ペースメーカーが必要。

波形の特徴

- P波は一定のリズムを繰り返していて正常。QRS波やT波と重なって見つかりづらいことはある。
- QRS波はP波と無関係に出ている。QRS波とQRS波の間隔(RR間隔)がだんだん広くなる。
- P波とQRS波との間に関係性がひとつも見られない。

心臓がどうなっているか

不仲説が報じられてもおかしくない二人の関係性

AからVに命令が全く伝わらなくなるものの、それぞれソロでは活動しているので心臓は動いてはいます。しかし二人は元々デュオでやっていただけにソロだと動きが悪いです。Vなんか一人で素振りしたり、壁に向かってボールを打ったりするので、球の伸びも悪く徐脈になるし、心臓も苦しくなっていきます。

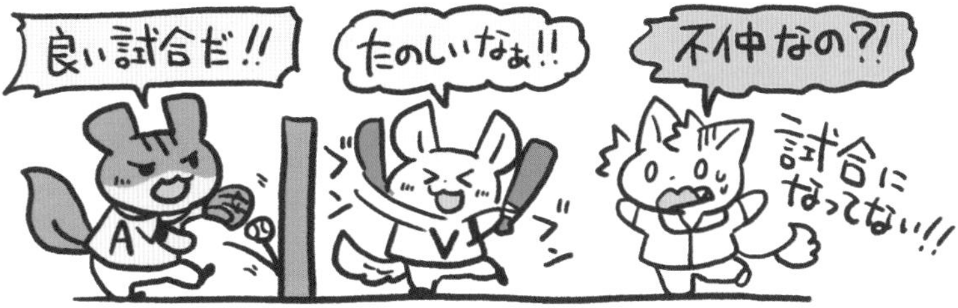
良い試合だ!!
A
たのしいなぁ!!
V
不仲なの?!
試合になってない!!!

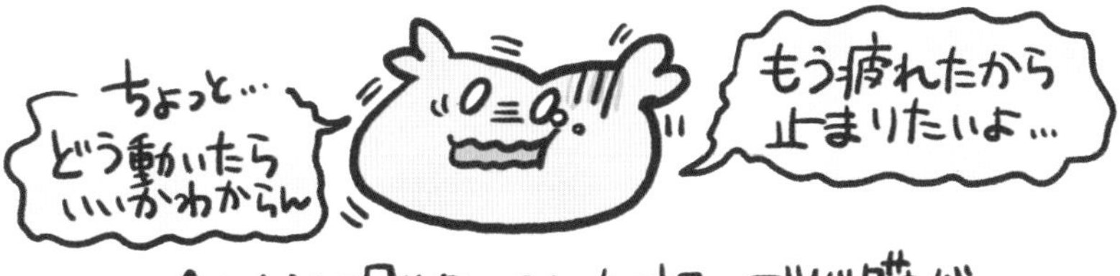
ちょっと…
どう動いたら
いいかわからん
もう疲れたから
止まりたいよ…

AとVが別々のことをするので心臓がギブアップになりそう…

なにをしたらいいの？

心停止するかもと考える

血圧や意識レベルといったバイタルサインの測定、12誘導心電図をすぐにとる必要があります。今は患者さんがケロっとしていても急に意識を失ってしまう可能性のある怖い不整脈だからです。救命が必要な状況なのか、今は大丈夫なのか、確信をもって判断できるように、繰り返しのバイタル測定を続けましょう。

この不整脈をなんとかするためにはペースメーカーを使うしかありません。AとVが二度と一緒に活動しないなら別のデュオを組んでもらわないと、いつまでも心臓の動きが悪いままだからです。

超緊急

05

心室頻拍（VT）

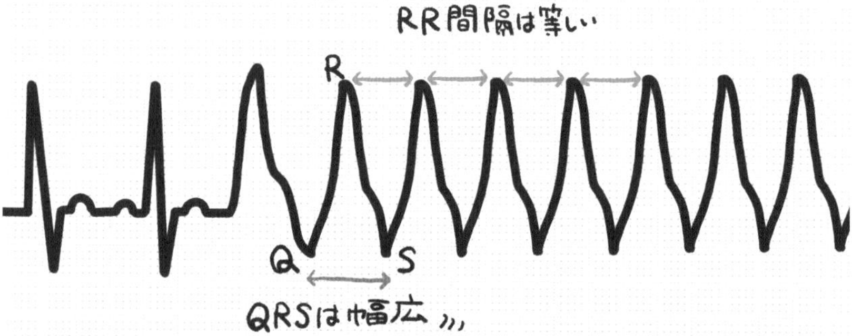

規則正しい幅の広いQRSが出る→脈があるかチェック！

Point

- ☑ この心電図には、脈がある（血液が心臓から送り出されている）パターンと、脈がないパターンがある。
- ☑ 心電図だけではどちらなのか判断できない。実際に患者さんの意識や脈を確認！
- ☑ 脈なしVT（無脈性VT）なら緊急性が高く、救命措置が必要。（☞p.28参照）
- ☑ 脈ありVTでも、除細動の適応がある。

波形の特徴

- 正常な波形に比べて、QRS波の幅が広い。
- P波はどこにあるのかよくわからない。

心臓がどうなっているか

Vがノリノリすぎて自分勝手になってきた

Vがテンション上がっちゃっている状態です。バットを元気にブンブン振っています。このとき、①ボールはちゃんと打っているものと、②ボールを打たず素振りだけを繰り返しているものとがあります。

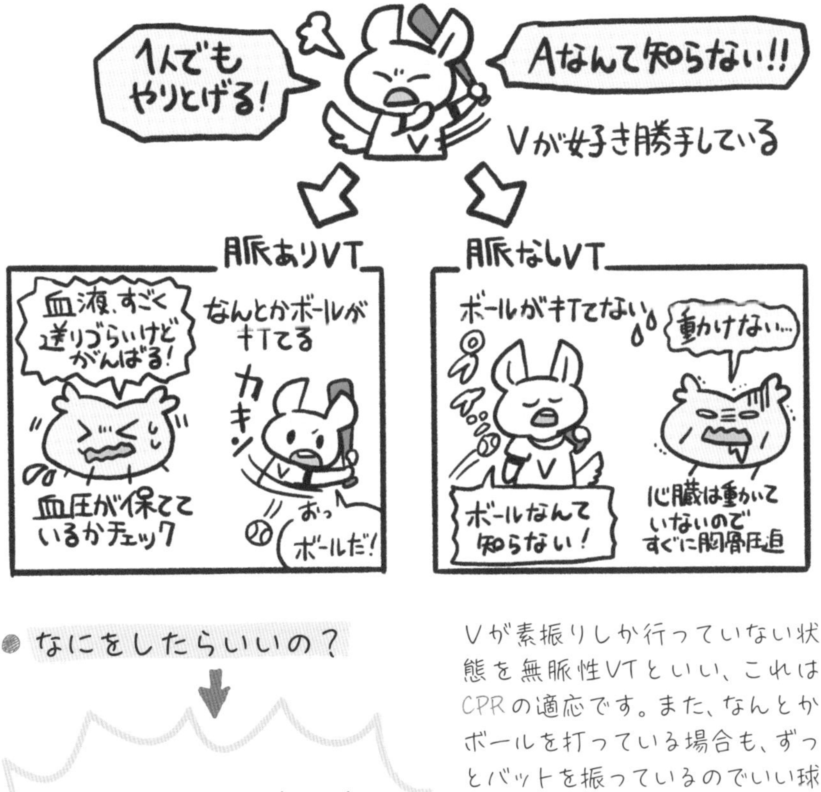
1人でもやりとげる!
Aなんて知らない!!
Vが好き勝手している
脈ありVT
血液、すごく送りづらいけどがんばる!
血圧が保てているかチェック
なんとかボールが打てる
カキン
おっボールだ!
脈なしVT
ボールが打てない
ボールなんて知らない!
動けない…
心臓は動いていないのですぐに胸骨圧迫

なにをしたらいいの?

除細動器や抗不整脈薬を使うかもと考える。バイタルサインの測定。除細動器の準備。ルートの確保

Vが素振りしか行っていない状態を無脈性VTといい、これはCPRの適応です。また、なんとかボールを打っている場合も、ずっとバットを振っているのでいい球は打てていません。放っておくと心臓もつらくなって無脈性VTやVFになることがあるため、除細動の適応です。

見つけたら、すぐにCPRをしなきゃいけない状況か、すぐじゃなくても大丈夫か、確認をしましょう。

おまけ

トルサード・ド・ポアンツ
Torsades de Pointes（TdP）

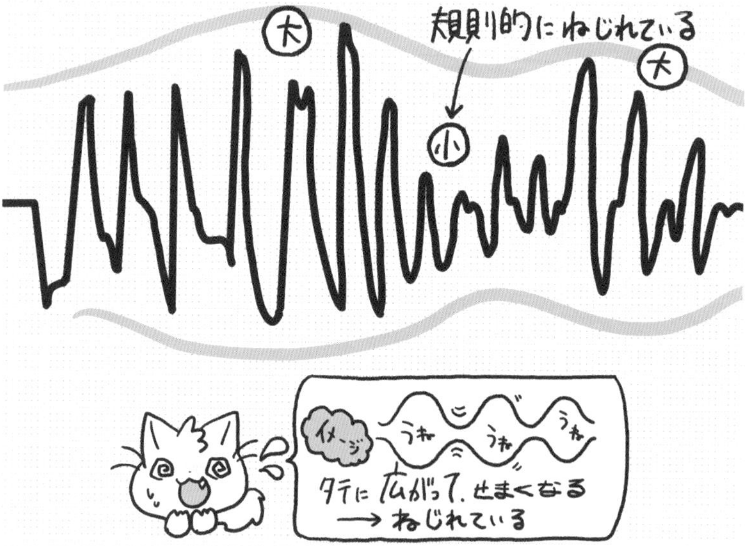

Point

- ☑「QT 延長症候群」という病気と心室頻拍（VT）がセットになっている。
- ☑ 簡単に心室細動（VF）に移行する、危険な不整脈。
- ☑ ある意味キレイな心室頻拍または心室細動というべき存在。

波形の特徴

- 基線を中心にねじれている波形。
- 小さな尖った山がだんだんと大きくなり、だんだん小さくなって、を繰り返す。
- QRS 波の幅が広い（心室性不整脈の特徴）。

心臓がどうなっているか

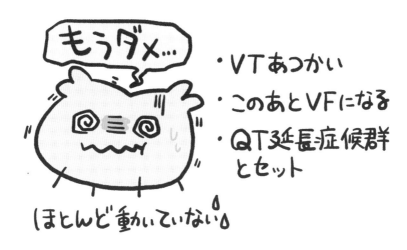

ほとんど動いていない

- VTあつかい
- このあとVFになる
- QT延長症候群とセット

なにをしたらいいの？

QT 延長症候群は TdP に移行しやすい。QT 延長を見つけたら12誘導心電図とバイタルサインを測定し、救命措置をするかもしれないと考える（患者さんにはベッドにいてもらう）。薬剤や電解質異常で起こることがあるため薬剤の確認、検査データの確認。採血を行うことを視野に入れる。

→ Drにすぐ報告！

VTの治療と12誘導心電図検査を行う

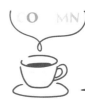

QT延長症候群

・薬剤の影響や電解質異常、生まれつきQT時間が延長している
［QTc］

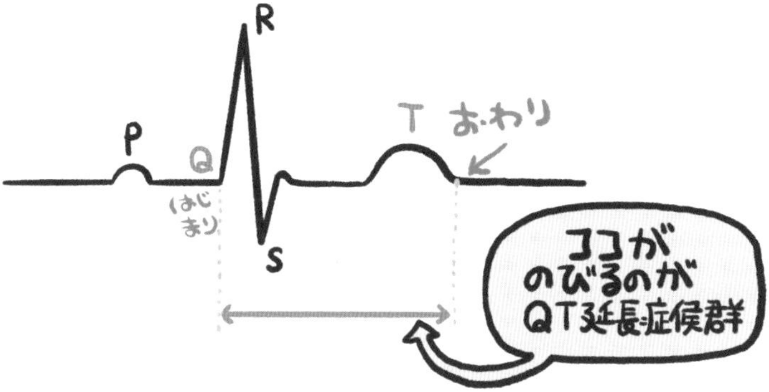

QT時間＝Qのはじまりから
Tのおわりまで

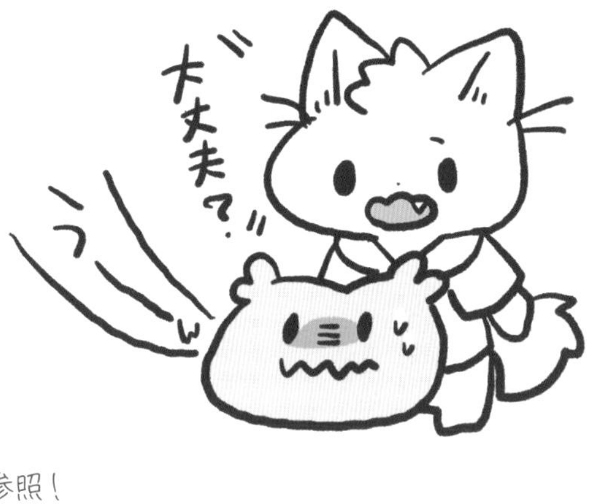

★QTcの求め方はp.74を参照!

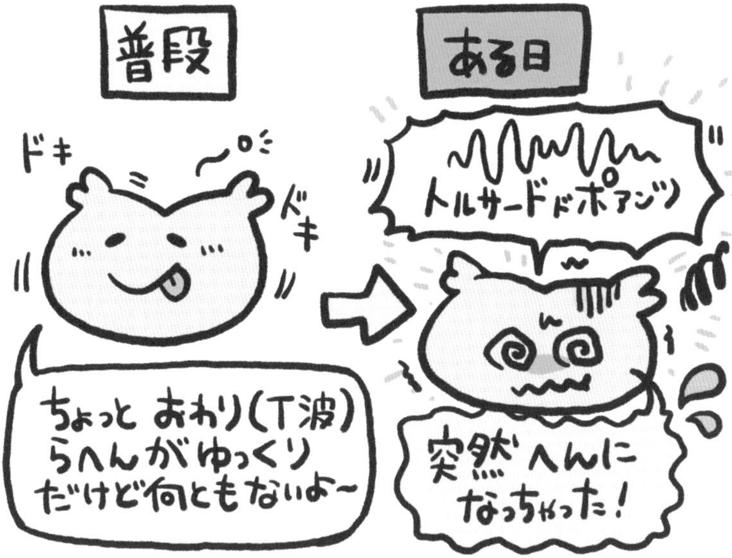

普段は無症状だけれど突然死に繋がる不整脈が
出現するので、QT時間の延長があったら
原因を調べる+治療(薬剤、ペースメーカーなど)

06

洞不全症候群（SSS）

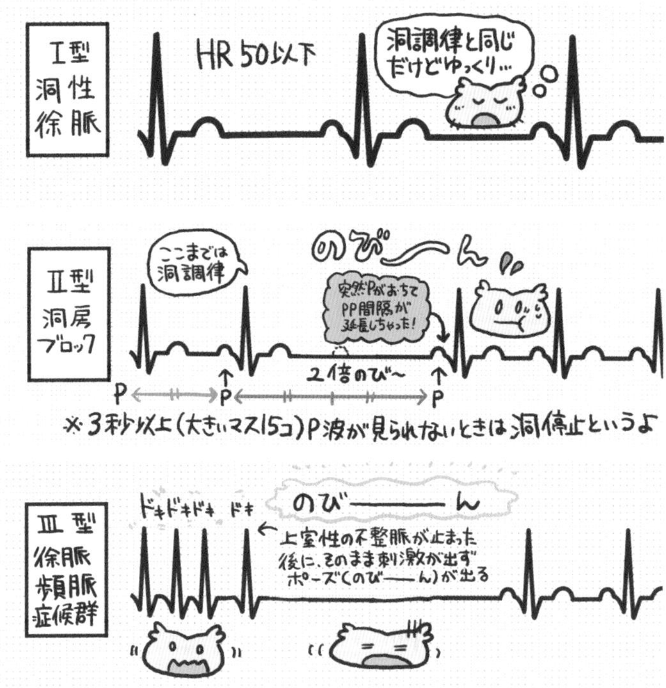

Ⅰ型
洞性徐脈
HR 50以下
洞調律と同じ
だけどゆっくり…
Ⅱ型
洞房ブロック
ここまでは
洞調律
のびーん
突然Pがおちて
PP間隔が
延長しちゃった！
2倍のび〜
P
P
P
※3秒以上（大きいマス15コ）P波が見られないときは洞停止というよ
Ⅲ型
徐脈頻脈症候群
ドキドキドキ　ドキ
のび―――ん
上室性の不整脈が止まった
後に、そのまま刺激が出ず
ポーズ（のび――ん）が出る

Point

- ☑ 洞結節が異常を起こしている。
- ☑ ペースメーカーの適応。
- ☑ 徐脈であることがほとんど。

波形の特徴

▶ P波が見当たらない。また、気持ちQRS波も幅が広い。

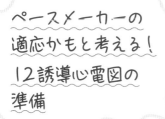

心臓がどうなっているか

Aのやる気がなくなっている

Aがボールをなかなか投げないので、Vが勝手にボールを拾ってたまに打っています。
Vが一人でボールを拾って、上に投げて打っているので時間がかかります。よって徐脈になることが多いでしょう。心電図ではAのやる気がないので、ちゃんとしたP波が見えません。

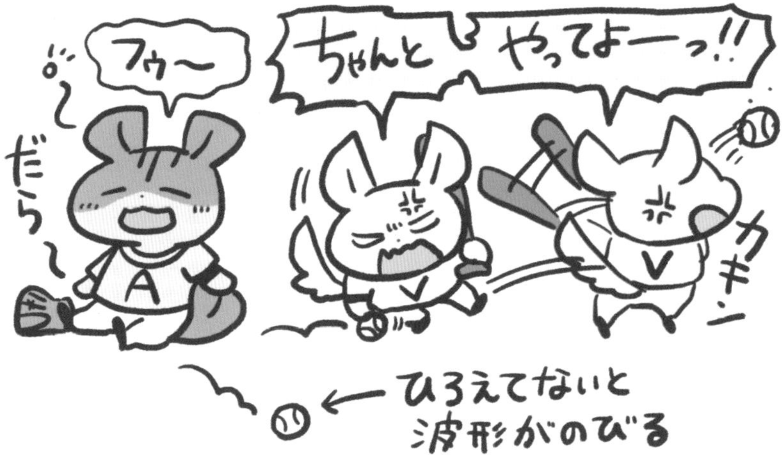
フゥ〜
だら〜
ちゃんと やってよーっ!!
カキーン
ひろえてないと
波形がのびる

なにをしたらいいの？

ペースメーカーの適応かもと考える！
12誘導心電図の準備

3度房室ブロックとおおむね同じような状況なので、これもペースメーカーの適応となります。ペースメーカーをいれることによって、Vにはちゃんとボールを打つことに専念してもらいます。

緊急

07 2度房室ブロック（モビッツⅡ型）

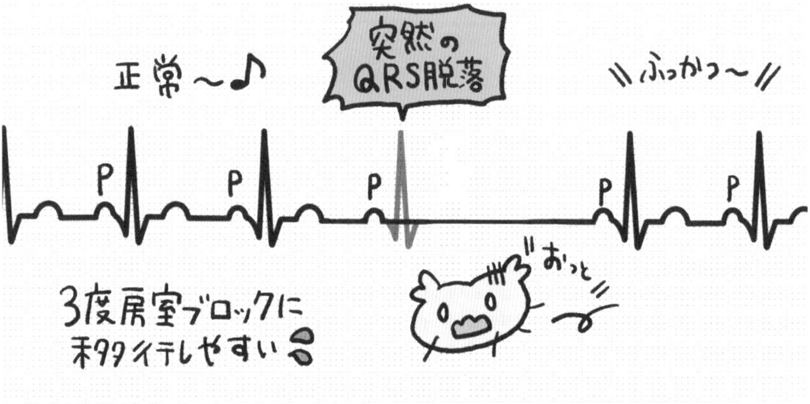
正常～♪
突然のQRS脱落
ふっかつ～
P
P
P
P
P
3度房室ブロックに移行しやすい
おっと

Point

- 長い時間のモニター心電図を評価する必要がある。
- リズミカルにP波が出ているのに、それに続くはずのQRS波が突然消える。
- ペースメーカーの適応。

波形の特徴

▶短時間波形だとブロックが出ていない正常な部分だけを評価してしまう可能性があるので、しっかりと長い時間の波形をプリントアウトして見てみましょう。正常波形で見られるキレイなリズムを繰り返していたP波とQRS波が、あるとき突然、QRS波だけ消えます。そして次のP波のあとにはまたQRS波が出現します。

心臓がどうなっているか

どうしてかバットをたまに振らないV

いつも通り仲良く野球していたのに急にVがサボります。そのあと何事もなかったように打ち出すのですが、またVが突然バット振るのをやめそうなので信用ならない……。

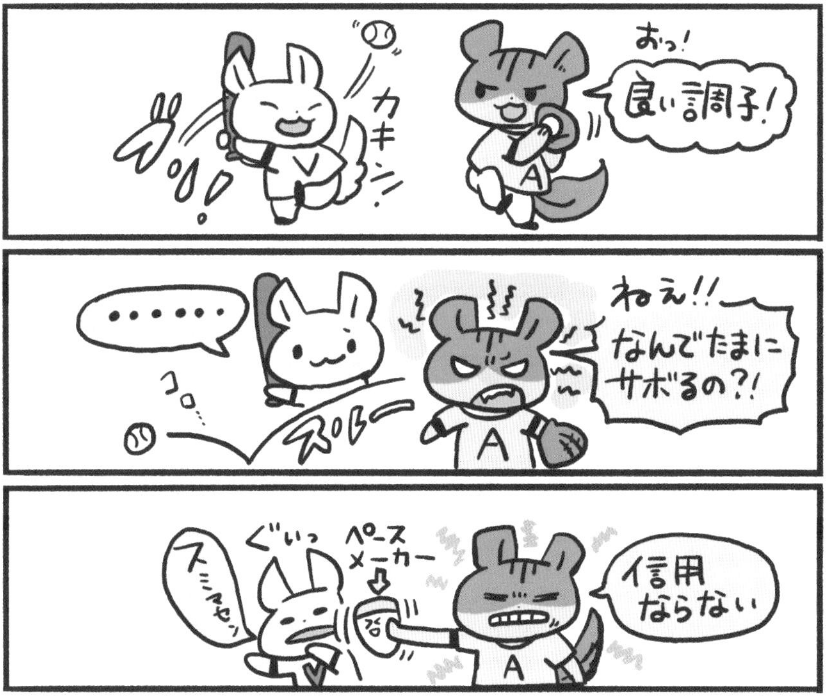

カキーン
おっ!
良い調子!
……
コロ…
ねぇ!!
なんでたまにサボるの?!
スミマセン
ぐいっ
ペースメーカー
信用ならない

なにをしたらいいの?

ペースメーカーの適応かもと考える!

12誘導心電図の準備

これも実はペースメーカーの適応です。なぜかというと、「なんでVがたまにバットを振らないかわからない」からです。急にVがバットを振るのをやめてしまう前に、ペースメーカーくんの出番になります。

この心電図を見つけたらすぐに報告、12誘導心電図と救急カートの準備をしましょう。

08 2度房室ブロック（ウェンケバッハ型）

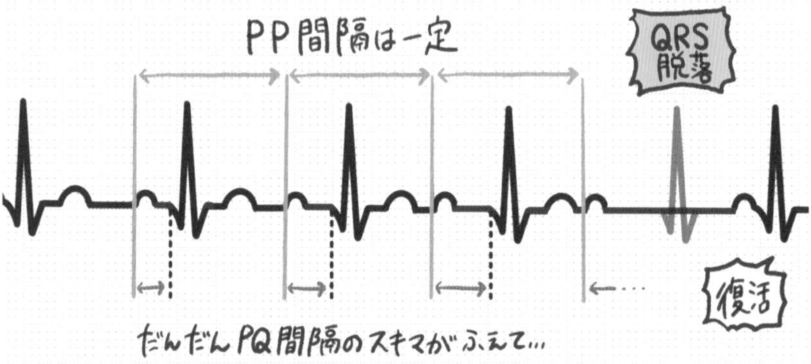
PP間隔は一定
QRS脱落
復活
だんだんPQ間隔のスキマがふえて…

Point

- ☑ 徐々にQRS波が出現するタイミングが遅くなっていく。
- ☑ 基本的には、比較的安全。
- ☑ 悪化しない限り、ペースメーカーの適応ではない。

波形の特徴

今までよくとりあげていた、P波とQRS波の形はおおむね正常です。正常ですが、徐々にP波とQRS波との間には距離ができてきます。離れすぎた結果、一度脱落して、もう一度いつもの距離感に戻って、また離れていって、と繰り返します。

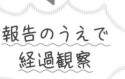

心臓がどうなっているか

Aが疲れてきて時々球が届かない

ボールを連続で投げているとAが疲れてきて、徐々に球速が落ちていくのがこの不整脈です。

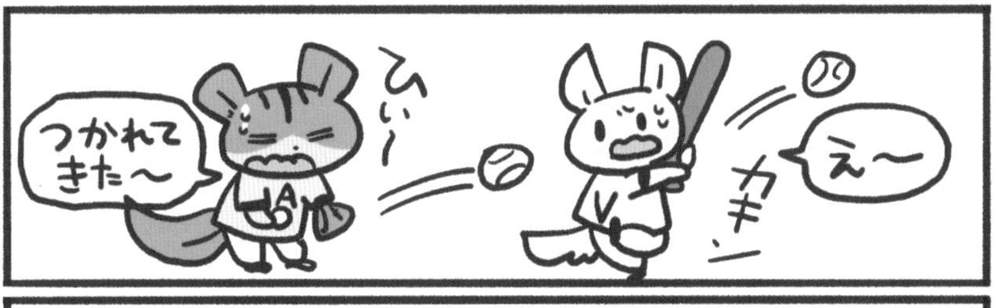

つかれてきた〜
ひぃ〜
カキーン
え〜
ムリ。。。
ふう…
ゴロ…
カキ
……
がんばるっ
カキーン
調子もどったね！
1マス目にもどる

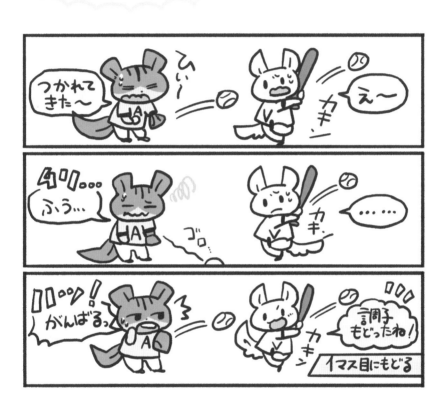

なにをしたらいいの？

報告のうえで経過観察

Aが疲れて球速が落ちていますが、Vはちゃんと打っています。Aが完全に投球をやめているわけでもありません。なので、ペースメーカーの出番はありません。ただし、「まあ、放っておいていいか」などと思ってはいけません、速やかな報告を忘れずに。

ちょっと休憩

ここまでの心電図は知っていないと大変なことになるけど、なかなか出くわすことがない心電図たちでした。こんなのがしょっちゅうやってきていたら私たちには休む暇がありませんね。

さて、ここから先は比較的見つかりやすい異常な心電図です。「正常な心電図」ではないだけで、必ずしも「治療」が必要なわけではありません。例えばちょっと虫歯ができたからといって虫歯のためだけに3ヵ月も4ヵ月も入院することがないのと一緒です。

しかし、虫歯を放っておくとすごく恐ろしい心臓の病気になるかもしれない、と知っていますか。「心内膜炎」といって、ばい菌が心臓の中に巣を作って具合を悪くしてくる病気があります。これの治療にはそれこそ手術が必要だったりします。恐ろしい……。

このように、ここから先の心電図は「それそのもの」としてはたいした悪者ではありません。あまり恐ろしくないです。しかし、それがレベルアップしたり、ほかの病気と合体したりすると、そうはいきません。

この本ではそこまでたくさんの情報は盛り込みませんが、あなたが病棟で「正常ではない心電図」を見つけたときに先輩やほかのスタッフがどう対応しているのか、ちょっと意識して見てみましょう。なんでそんなことをしているのか、それを理解した瞬間、あなたにとって心電図はまたひとつ身近なものへと進化しているはずです。

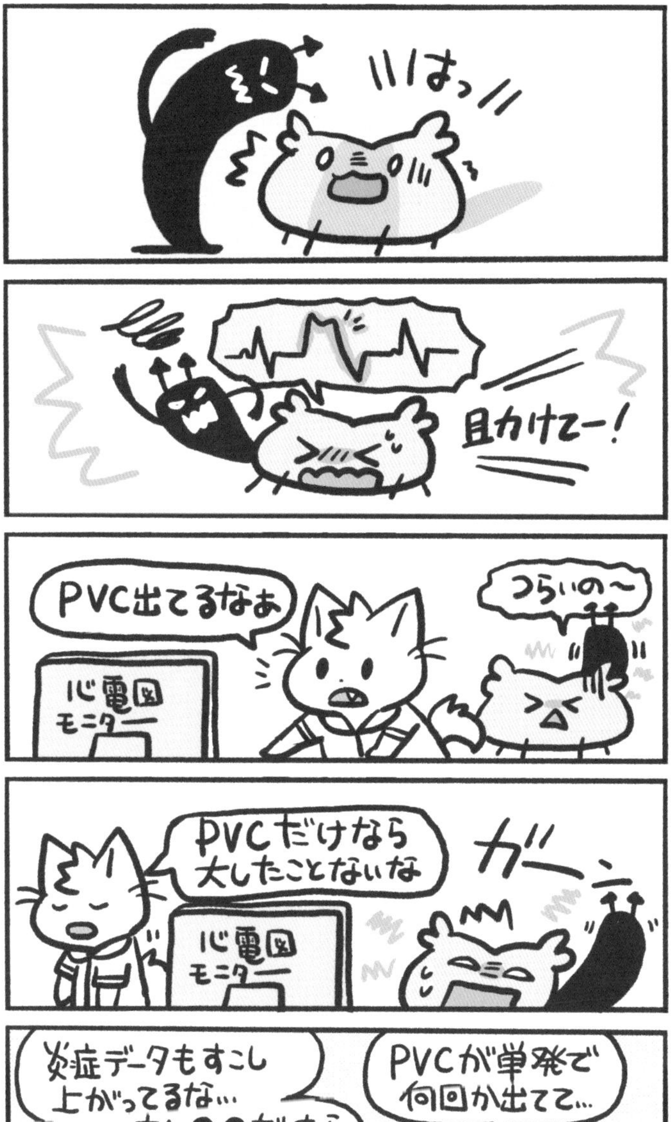
はっ
助けてー!
PVC出てるなぁ
心電図モニター
つらいの〜
PVCだけなら大したことないな
心電図モニター
ガーン
PVCが単発で何回か出てて…
炎症データもすこし上がってるな…もし●●だったら検査追加だ!
ホッ…
情報共有しておこう

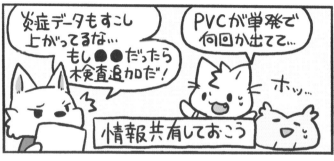

緊急

09

心房細動（Af、af）

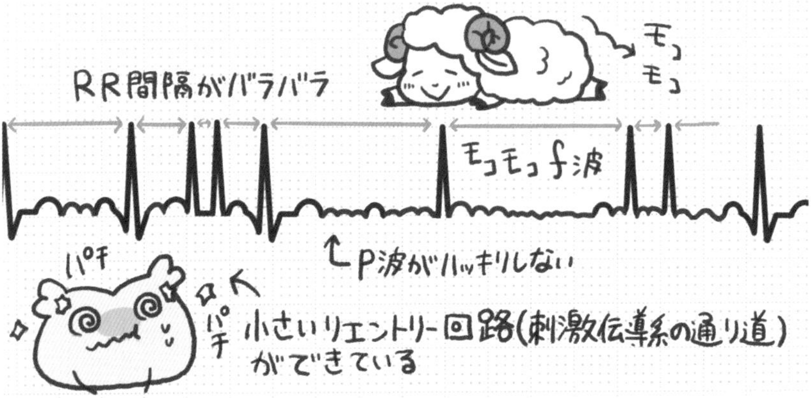

Point

- ☑ 頻脈性の不整脈である。治療されていると徐脈のこともある。
- ☑ カテーテルアブレーション、内服など、治療は多岐にわたる。
- ☑ 心電図の基線がぶれている。QRS 波のリズムもバラバラ。
- ☑ 自動血圧計（機械式の血圧測定器）では血圧が測れないことも。

波形の特徴

- 今まで正常な波形で存在していた小さな山のP波がリズムよく出なくなってしまったものです。
- P波が繰り返しタイミング感覚もなく出てくるため、P波同士がいろんなところで重なったり離れてたりで、基線がぶれているように見えます(f波と呼ばれる)。
大きな山と谷のQRS波は、P波のうちの1つを拾って反応しています。

心臓がどうなっているか

Aがちゃんとボールを投げてくれない

Aが暴れん坊将軍になる番がやってきました。ボールを投げる鬼と化したAは、Vのことなんて気にしていません。とにかく変化球を投げたりストレートを投げたり、速かったり遅かったり、なんでもありです。それに対してVは頑張って打ち返します。

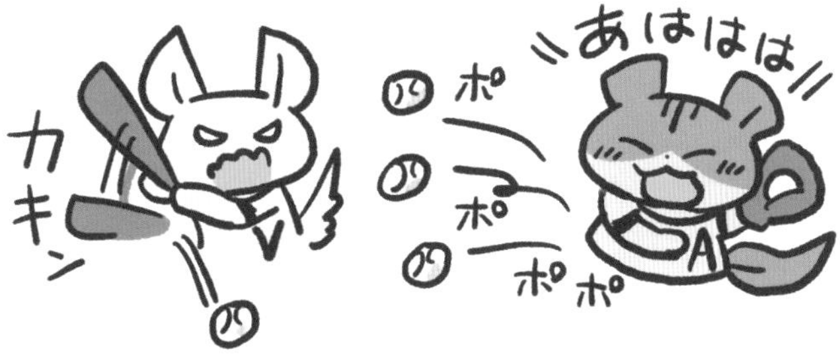
カキン
ポ
ポ
ポポ
あははは

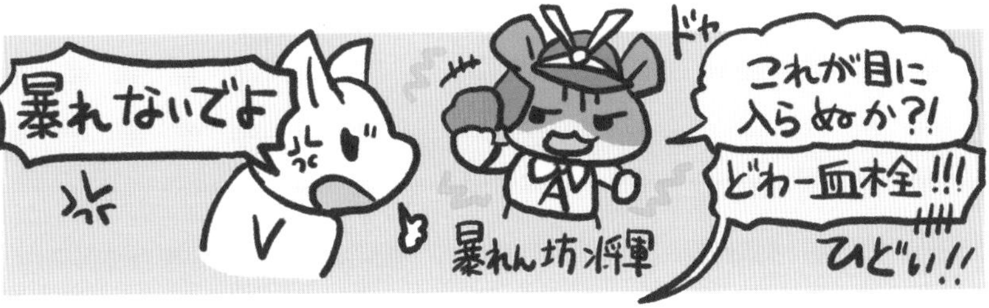
暴れないでよ
暴れん坊将軍
ドヤ
これが目に入らぬか?!
どわー血栓!!!
ひどい!!

なにをしたらいいの?

主治医にいつからかを報告

Vがボールを打ち返しているので、これそのものは放っておいてもいい病気だったりします。

ただし、Aには隠し球の「血栓」があります。血の塊を作って、それを送り出します。これが栓になって脳梗塞を起こしたりするかもしれないので、抗凝固薬(ワルファリン等)を患者さんに飲んでもらう必要があります。

ちなみに、Afになったばかりのときは除細動をする場合もあるので、今まで普通の心電図だった人が急にこれに変わったら医師に報告しましょう。

10

心房粗動(AF、AFL)

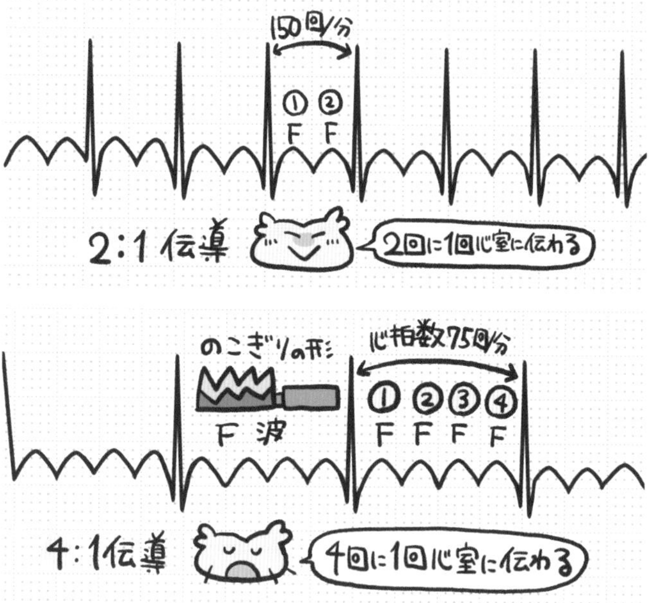

Point

- ☑ 臨床的に心房細動(Af)と一緒。
- ☑ のこぎり波(F波)と呼ばれる波が特徴。

波形の特徴

▶ 前ページの心房細動(Af)とおおむね一緒ですが、こちらに関しては、P波のリズムは保たれています。その結果、基線はぶれるのではなくギザギザになることから、この波はのこぎり波(F波)と呼ばれたりします。

心臓がどうなっているか

Aがボールを
投げまくっている
（でも正確な球）

このとき実はAは1分間に約300回動いています。めちゃくちゃ速いです。でもちゃんと規則的に、ストレートを投げてくれています。結果、Vも頑張ってボールを打ち返そうとしますが、2回に1回とか4回に1回くらいしか打てません。

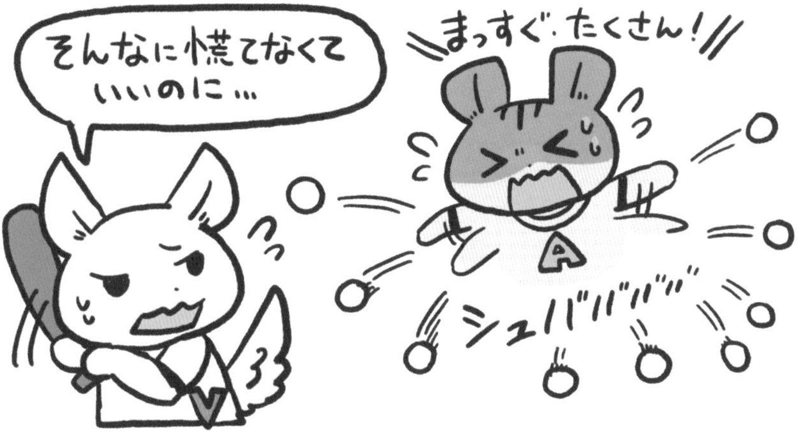

そんなに慌てなくていいのに…
まっすぐ、たくさん！
シュバババ

なにをしたらいいの？

主治医にいつからかを報告

1分間にこれだけ動いているAのことを考えると、心房粗動も心房細動のように、あらぶってると言ってもよさそうですよね？つまり、こいつも血栓を作ったり、除細動で治したりします。この心電図も、見つけたらすぐに医師に知らせましょう。

COLUMN

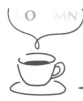

ストロボ効果

心房粗動の心電図波形は、「あれ？ なんとなく違和感があるけど普通にも見える」という感じではないですか？

というのも、近くから見ると確かにAの暴れっぷりが目立ちますが、遠目から眺め直してみると、Vが一定の間隔でボールを打ち返せているところは正常な心電図と変わらないように見えてしまうからです。

でも、遠目から普通のように見えても気をつけなければいけません。心電図が苦手な人にとってはいい嫌がらせです。むかつく。

この正体を探るいいヒントになるのが、ヘリコプターのプロペラです。何を言っているかわからないかもしれませんが、まあまあ落ち着いて。

ヘリコプターのプロペラがフル回転しているとき、人間の肉眼ではただの円盤にしか見えません。プロペラの元の形もわかりません。

ところがこの円盤にストロボ光を当てたとき――つまり、テレビ画面を通してヘリコプターの映像を見たとき、不思議と（大まかに）プロペラの形が明らかになって、すごくゆっくりと回っているように見えます。回転している方向も見えてきます。この現象、実は「ストロボ効果」とか「ワンホイール効果」なんてかっこいい名前がついています。

心房粗動のとき、Aはめちゃくちゃ速く動いていますが、これにVが反応できているのは、もしかするとストロボ効果を利用したのかも……しれませんね（笑）

心房粗動は緊急な対応を必要とする不整脈なので、たとえVが頑張って普通の心電図に見せかけていたとしても、見つけたらすぐに報告しましょう。

ストロボ効果

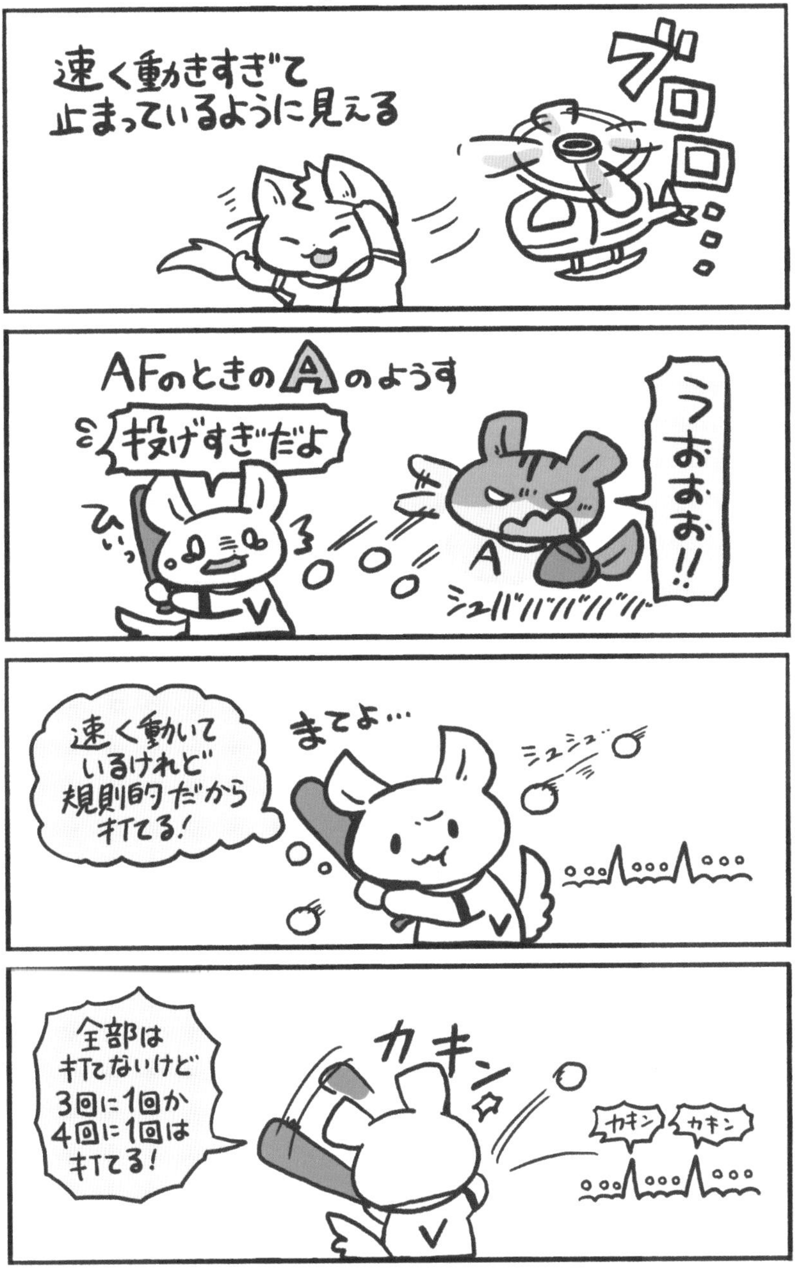
速く動きすぎて止まっているように見える
ブロロロ
AFのときのAのようす
投げすぎだよ
ひぃっ
うおおお!!
A
V
シュバババババ
まてよ…
速く動いているけれど規則的だから打てる!
シュシュ
V
全部は打てないけど3回に1回か4回に1回は打てる!
カキン
カキン
カキン
V

11
心室性期外収縮（PVC）
心房性期外収縮（PAC）

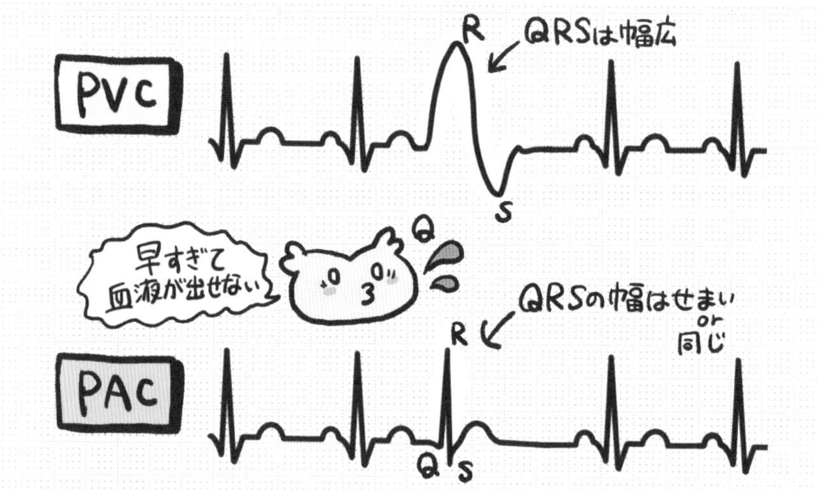

Point

- ☑「期外」とは「予想外」という意味。
- ☑心房と心室、どちらがびっくりして急に動いているかの違い。
- ☑連続して、また比較的頻回にこれらの波形が見られると、そのほかの不整脈に移行する可能性がある。
- ☑健康な人でも時々起こるもの。1日中つけるホルター心電図で発見される場合が多い。

波形の特徴

- 心室性期外収縮（PVC）：QRS波が幅広な形で急に現れる。
- 心房性期外収縮（PAC）：P波がリズムに合わせず出てきて、それに続いて通常と同じか狭いQRS波がみられる。タイミングによってはQRS波が追従しない場合も。

心臓がどうなっているか

**Vまたは Aが
間違えて動いちゃった**

ざっくり言うと、たまたまV（またはA）が勘違いまたは間違えて、ボールを勝手に打ったり急に投げたりしただけです。Vはボールを投げられたときにびっくりして打ち返してくれたりもしますが、そのあと、仕切り直しをしなくてはいけません。そのため、次のリズムが始まるまで少し時間が空くことがあります。

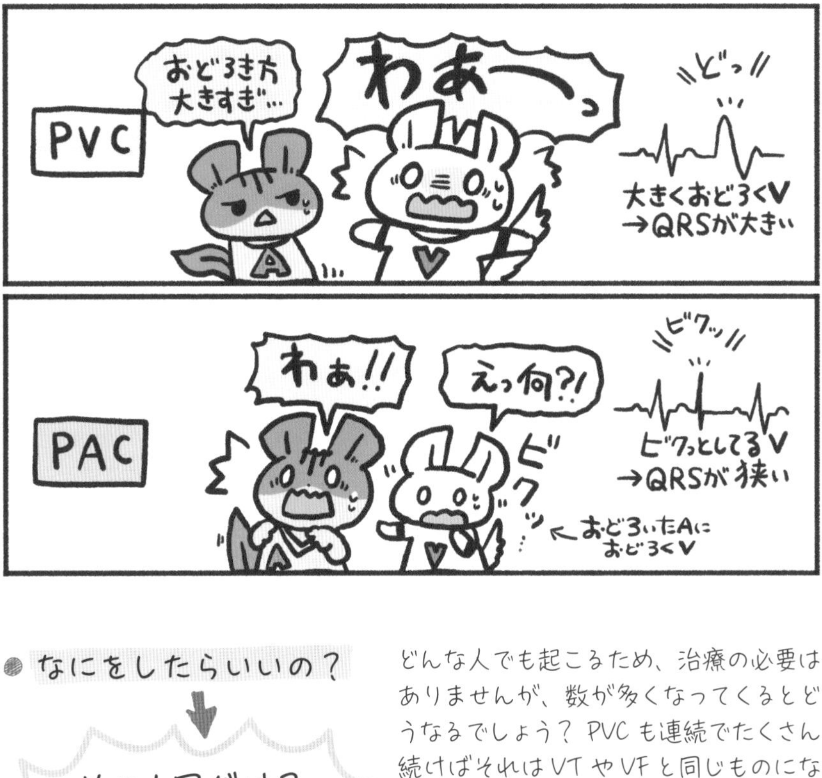

なにをしたらいいの？

**その1回だけ？
見過ごしていいかは
状況次第**

どんな人でも起こるため、治療の必要はありませんが、数が多くなってくるとどうなるでしょう？ PVC も連続でたくさん続けばそれはVT やVF と同じものになることがわかりますか？ それに、この不整脈が出てきたのには何かきっかけや原因があるかもしれません。

単発では怖くなくても連続すると恐ろしいものになる、そんな不整脈です。

PVCの分類

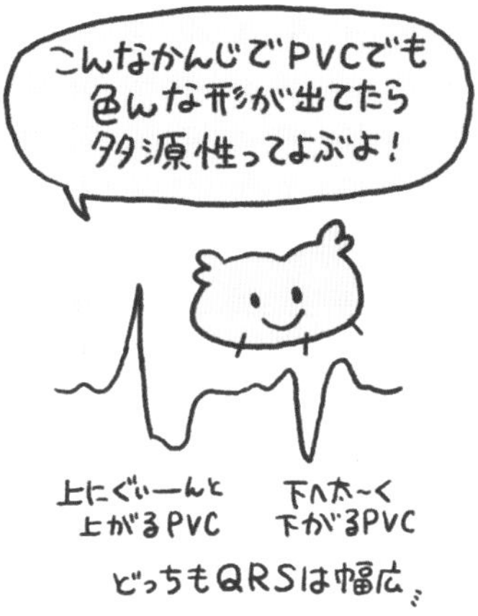
こんなかんじでPVCでも色んな形が出てたら多源性ってよぶよ!
上にぐぃーんと上がるPVC
下へ太～く下がるPVC
どっちもQRSは幅広

PVCは連発,頻発がみられるとVTやVFなどへの移行へつながりやすいため.出現しているかどうかだけでなく回数の増加や連発もチェック

連発

続けて出る数

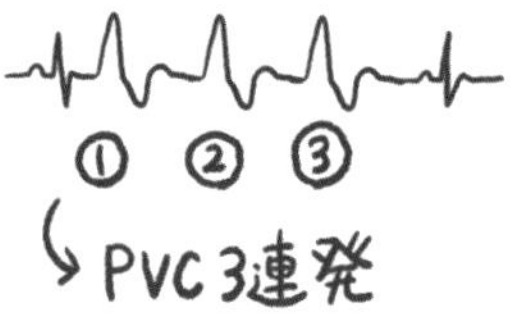
① ② ③
PVC 3連発

頻発

まばらに出ている数

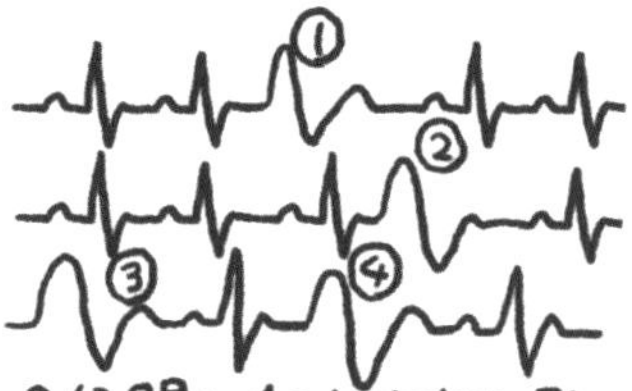
①
②
③
④

2分間に1コ以上出ていると頻発

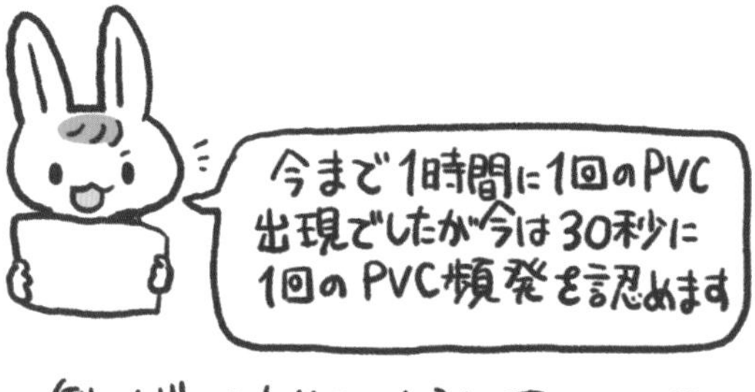
今まで1時間に1回のPVC出現でしたが今は30秒に1回のPVC頻発を認めます

例えばこのセリフのように悪化しているかどうかも含めて報告しよう!

Lown分類

グレード	どんなPVC?
0	期外収縮はなし
1	散発(性)：1時間に30コ未満
2	頻発(性)：1時間に30コ以上
3	多源性：色んな形のPVC
4 a	2連発
4 b	3連発以上
5	RonT

下にいくほど 重症

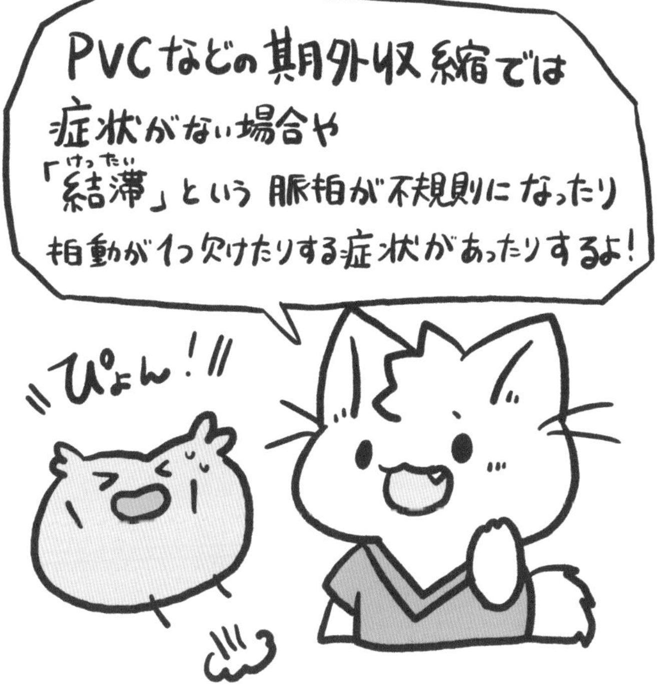
PVCなどの期外収縮では
症状がない場合や
「結滞《けったい》」という脈拍が不規則になったり
拍動が1つ欠けたりする症状があったりするよ！
ぴょん！

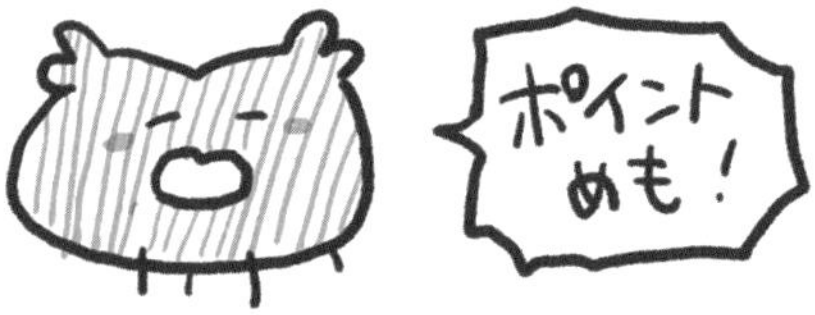

意識レベルも↓↓

〃PVT〃
VF:心室細動 ぐちゃ
脈なしVT:無脈性心室頻拍　見た目はVTだけど
PEA:無脈性電気活動　波形はあるけど…
asystole:心静止　うごかない

救命!!!
頸動脈ふれない
すぐに胸骨圧迫

TdP:トルサード・ド・ポアンツ → VFに移行する

3度AV《房室》block → ほっといたら心停止のキケン
VT:心室頻拍 → 長く出ると意識消失
RonT型 PVC → VT.VFのキケン
SSS:洞不全症候群 → 失神するかも…

いざとなったら
• 救急カート
• 除細動器準備しよ…!

2度 < モビッツII型 / ウェンケバッハ型

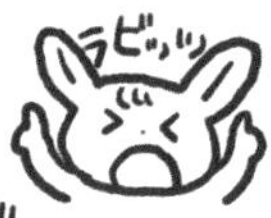

モビッツの方が重症 → 3度AV blockになるかも…

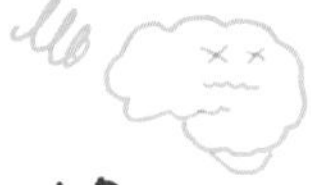

af:心房細動
AF:心房粗動
血栓できやすい

PVC:QRSが太い いろんな形が出てる.連発・頻発チェック
PAC:QRSが細い → afに移行することも。

付録

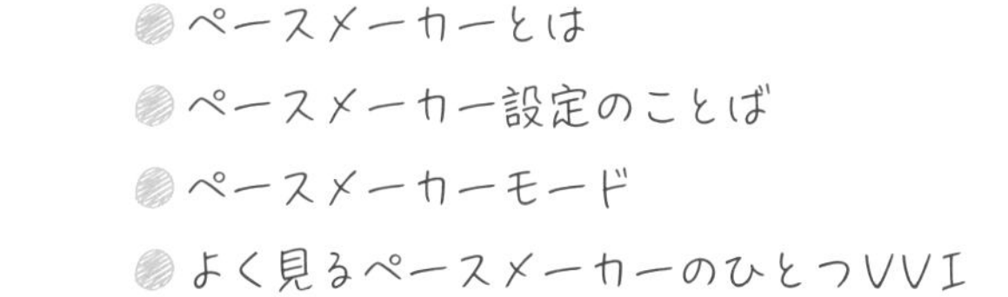

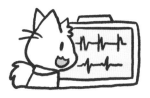

付録1

ペースメーカーを知ろう！

ペースメーカーとは

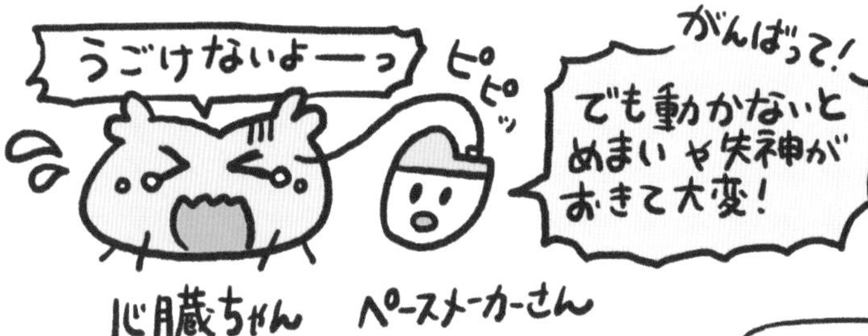
うごけないよーっ
ピピッ
がんばって！
でも動かないと
めまいや失神が
おきて大変！
心臓ちゃん
ペースメーカーさん

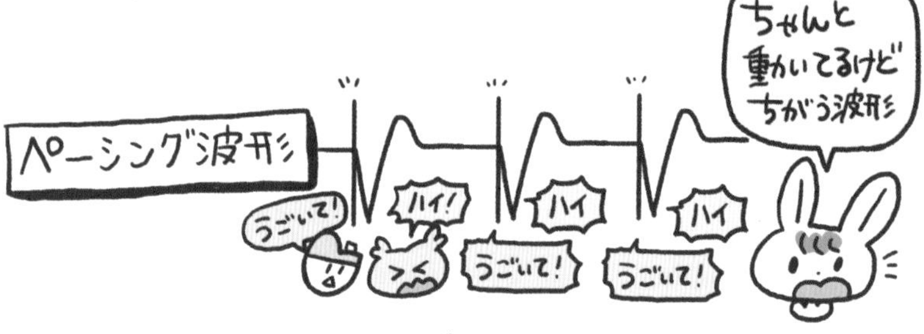
ちゃんと
動いてるけど
ちがう波形
ペーシング波形
うごいて！
ハイ！
ハイ
うごいて！
ハイ
うごいて！

ペースメーカーによって心臓のリズムをつくることを
ペーシングという

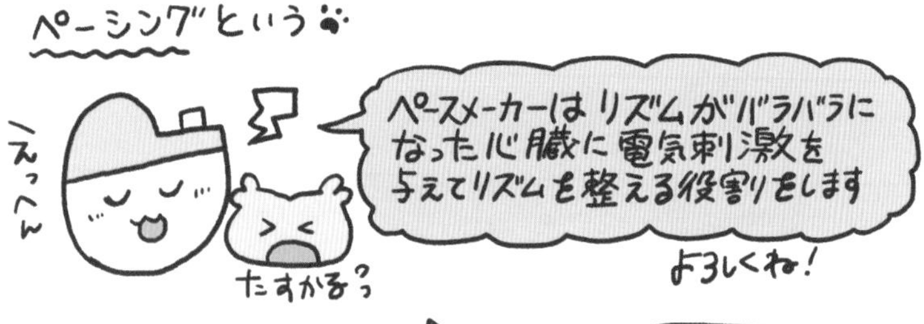
えっへん
ペースメーカーはリズムがバラバラに
なった心臓に電気刺激を
与えてリズムを整える役割をします
たすかるっ
よろしくね！

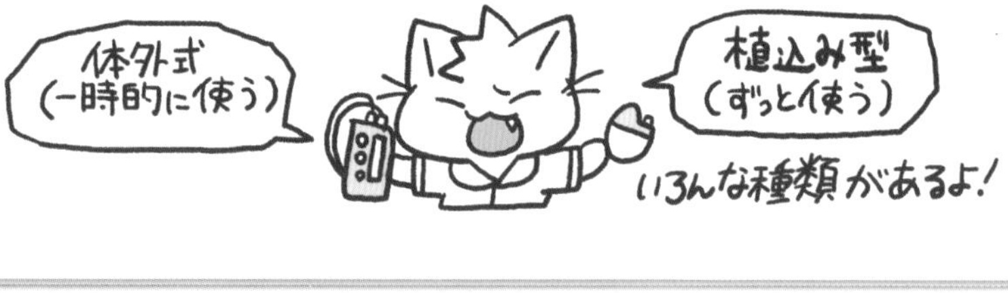
体外式
（一時的に使う）
植込み型
（ずっと使う）
いろんな種類があるよ！

ペースメーカー設定のことば 

ペースメーカー難しそうに見えるけれど用語を
まずはしっかり頭に入れれば大丈夫♪

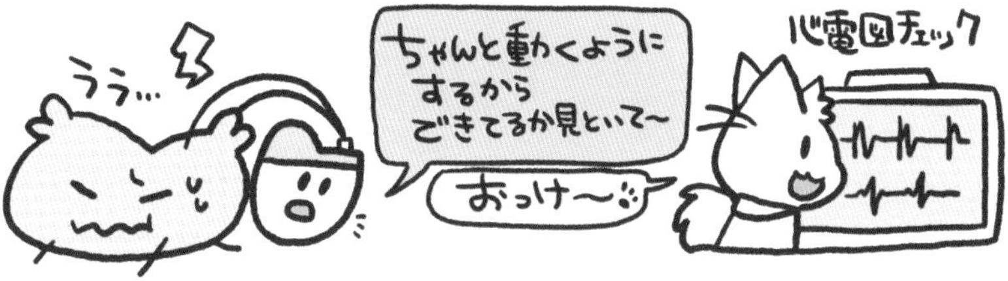

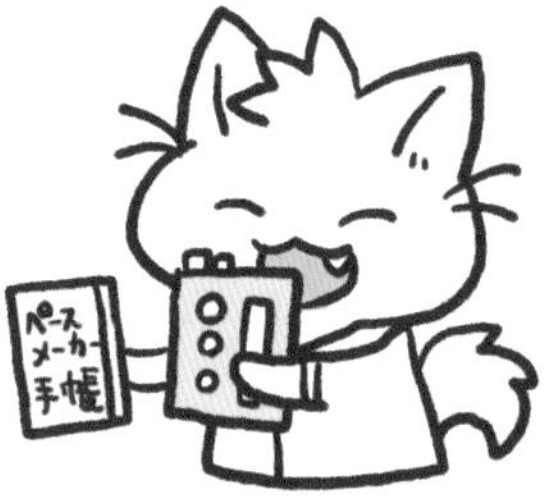

設定は医師の指示書や
機械、患者さんが持っている
ペースメーカー手帳にのっている
からチェックしよう!

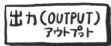

出力(OUTPUT)《アウトプット》

単位はV《ボルト》

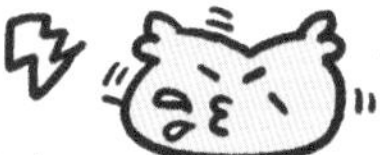

心筋を収縮するのに必要な刺激の大きさ

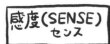

感度(SENSE)《センス》

ペースメーカーが心臓の動きを
チェックする数値のこと

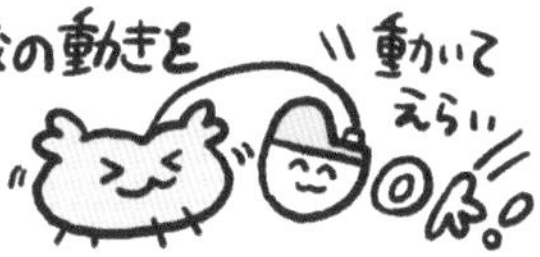

閾値

心臓を動かす最低限のチカラの大きさ

ペースメーカーモード 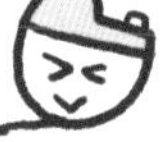

① 刺激する場所（ペーシング部位）	② 動いているか感知する場所（センシング部位）	③ 心臓が動いてたらどうする？	④ おまけ機能

O（なし）	O（なし）	O（なし）	O（なし）
A 心房	A 心房	I 抑制	R 心拍に反応する
V 心室	V 心室	T 同期	↑Rate response
D A.V 両方	D A.V 両方	D I と T 両方	

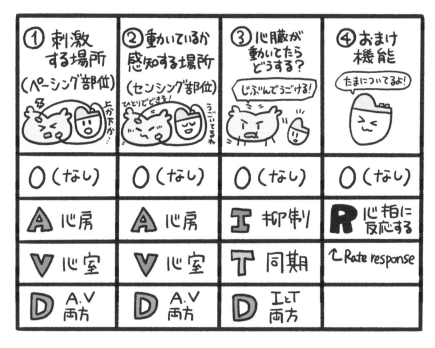

A atrium（心房） 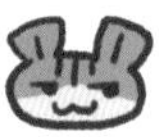 V ventricle（心室） 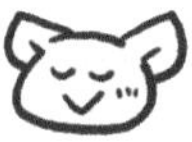

I inhibit（抑制） T triggered（同期）

D dual（両方）← A と V、I と T など

よく見るペースメーカーのひとつ VVI

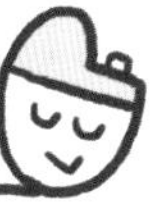

V	V	I	
①	②	③	④
心室で刺激する	心室で動いてるかチェック!	動いてたら刺激しない(抑制)	ナシ

波形はこんなかんじ

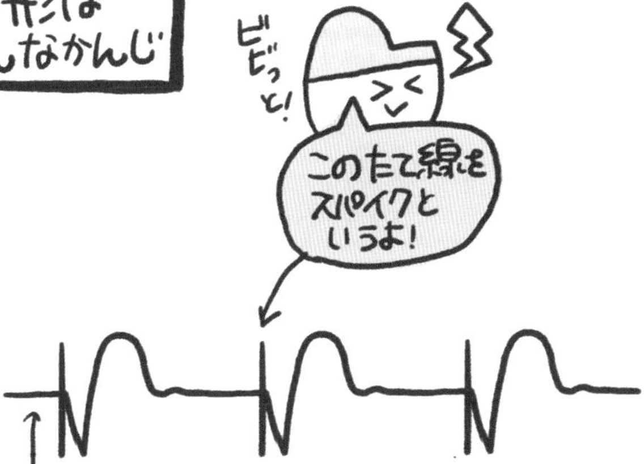

ビビっと!
このたて線をスパイクというよ!

P波がないのを感知→ペーシング→QRS出る

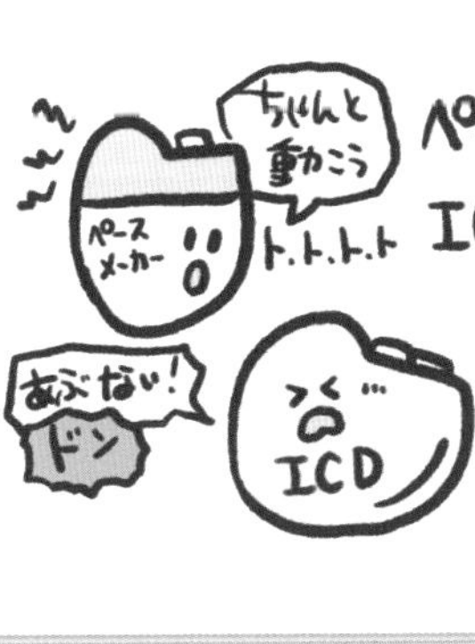

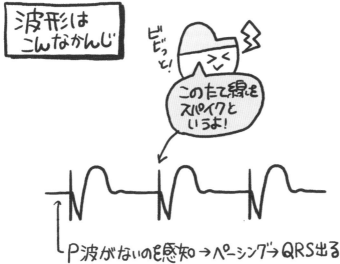

ちゃんと動こう
ペースメーカー
ト.ト.ト.ト.ト
あぶない!
ドン
ICD

ペースメーカーに似たものに
ICD(植込み型除細動器)があるよ!
↳突然起こった致死性不整脈を検知して除細動を行う
↑ VF, VT など

← 見た目は似てるけどちがう

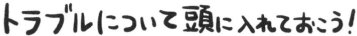

トラブルについて頭に入れておこう!

①ペーシングフェラー(ペーシング不全)

スパイクは出るけれど
その後の波形が出ない

・閾値が上がっている
・出力不足

今の力じゃ刺激しても反応しない
力不足

出ない

波形が出ないってことは心臓が拍出してないってこと!
失神したりしちゃうっ?

医師へ報告して出力を調整してもらおう!

②アンダーセンシング

自己脈があるのに感知して
ペーシングしてしまう

・感度が高い

動いて
ちゃんと動いてるよ!
ひどい!

自己脈のT波にスパイクがかぶってVT, VFがおこるスパイクon Tが起こるリスク!
致死的!
自己脈
あるのに
ペーシング
危険なので医師へすぐ報告して調整してもらおう

③オーバーセンシング

感度が低すぎて
ノイズを動いていると感知して
ペーシングしない

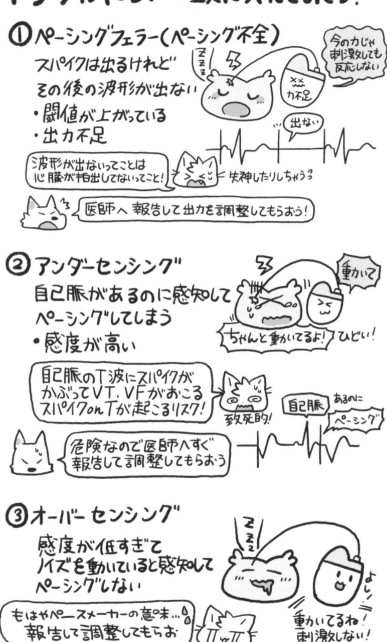

よし!
動いてるね!
刺激しない!

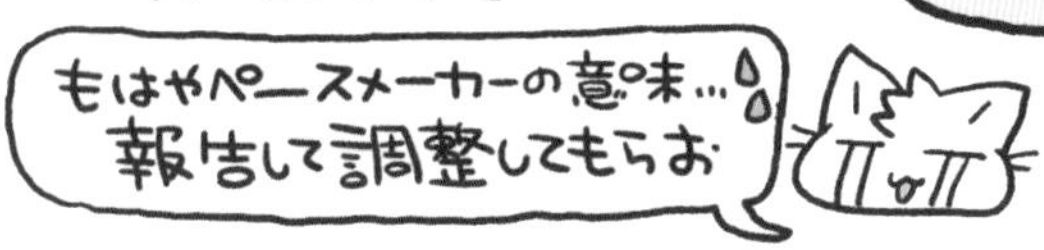

もはやペースメーカーの意味…
報告して調整してもらお

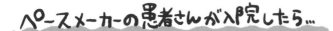

ペースメーカーの患者さんが入院したら…

- **ペースメーカー手帳をチェック。**

心電図をつけるだけでなく！

患者さんはペースメーカー植込み術を行った時に
ペースメーカー手帳を持ち歩くように指導を受けます

→モードや治療過程などが載っています

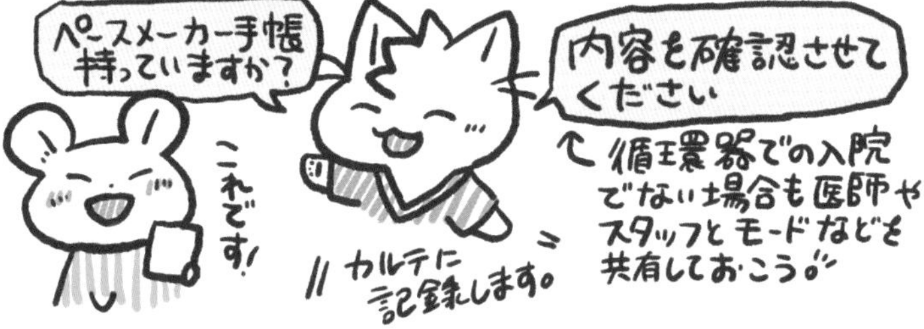

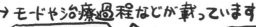

ペースメーカー手帳持っていますか？
これです！
内容を確認させてください
カルテに記録します。

↑循環器での入院でない場合も医師やスタッフとモードなども共有しておこう。

ちなみに…

ペースメーカー手帳以外の情報。

- **特定医療機器登録制度**

患者さんが登録を希望した場合、ペースメーカーの製造会社が機器についてのくわしいデータを登録しておくことができる

→不具合の事故防止のため会社→病院（医師）→本人と情報が得られる

- **身体障害者手帳**

患者さんが自分で申請するよ。

ペースメーカーは身体障害者福祉法により認定を受けることができる

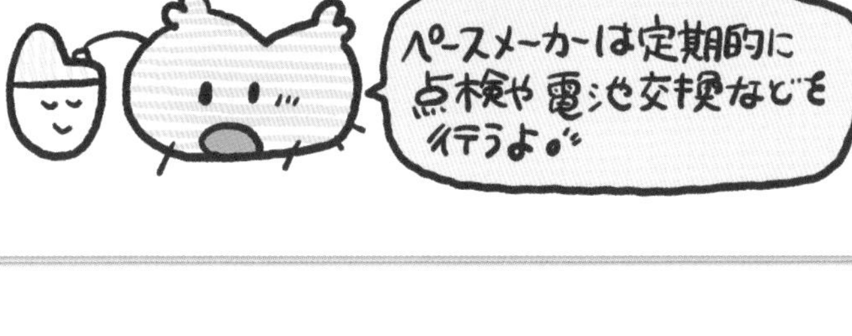

ありがとう。
ペースメーカーは定期的に点検や電池交換などを行うよ。

付録2

心電図の判読とケア

1. 心電図を10秒で判読できるようになろう！

心電図がパッと読めると仕事ができる?!

後輩からの相談で多いのが、「心電図を勉強して何の波形かわかったとしても、臨床だと忙しすぎて心電図を読む時間がない」「読むのに時間がかかって業務が終わらない」というものです。みなさんも心当たりがあるのではないでしょうか。

私も新人のころは30分に1回タイマーをセットしてタイマーが鳴ったらナースステーションに戻り、モニター心電図の履歴をたどって何分もかけて読んでいました。もちろん、おかげで仕事が進まず苦しんでいました。

もし10秒で読めたらモニターの前を通ったときにさっと読めますし、心電図を読むための時間を確保しなくてよいので業務負担の軽減にもなります。

ただし、これから伝えるコツだけを覚えても、すぐに10秒で読めるようになるわけではありません。今まで学んだAくんVくんのやりとりとあわせて心電図を何度も読むことによって、だんだんパッと見てわかるようになります。

判読手順

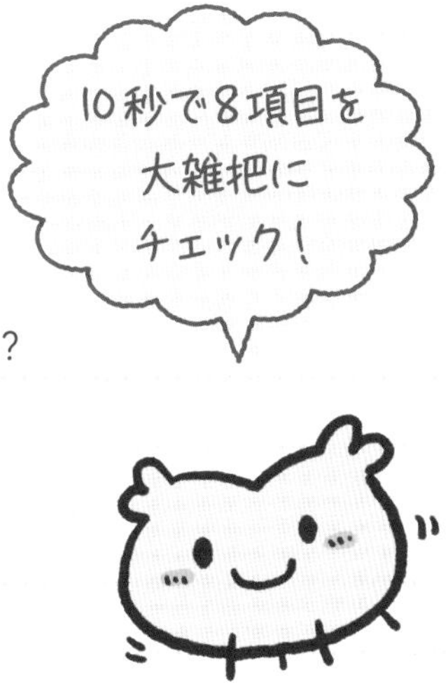

❶心拍数は60～100回/分か？
❷RR間隔は整か不整か？
❸洞調律か否か？
❹すべてのP波にQRS波が追従しているか？
❺QRS波は小さなマス目3つ以内か？
❻ST部分は基線上にあるか？
❼T波は陽性か？
❽QT間隔は正常か？

この8項目に沿って心電図を判読し、どれかの項目でひっかかったら詳しく患者さんの観察をしたり、12誘導心電図検査を行ったりしていきます。

まず何より、8項目を判読して「問題なし」と「何かおかしい」の2つに自分で分けられることが心電図判読で大切な一歩です。

では、それぞれの項目について詳しく見ていきましょう！

❶心拍数は60〜100回/分か？

心電図の
小さなマス(1mm)=0.04秒
大きなマス(5mm)=0.2秒

正常：50〜100回/分
徐脈：50回/分以下
頻脈：100回/分以上

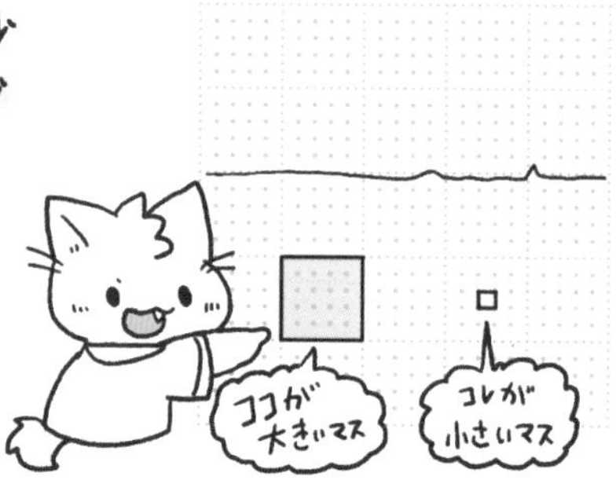

まずは心拍数をチェックします。HR（heart rate）ともいいます。

心電図には太い線と細い線や、場合によっては点線で表示されているようなマス目に沿って波形が表示されています。モニター心電図では表示を変更したり、印刷したりするとマスがわかります。

小さなマス目（1 mm）＝0.04秒、大きなマス目（5 mm）＝0.2秒を表していて、RR間隔のマス目を数えて計算式にあてはめると心拍数を求めることができます。

心拍数(回/分)＝60÷RR間隔(秒)

心拍数が50回/分以下を徐脈、100回/分以上を頻脈と呼びますが、計算式にあてはめると時間がかかります。モニター心電図にはHRが表示されていますが、過去のものを見るときは自分でチェックしないといけません。

なお、徐脈の定義を50回/分以下としましたが、60回/分を下回るときから「異常があるかも」と意識してほしいので、あえてこの表記にしました。

心拍数を大雑把に求める方法

心拍数は先ほどの計算式で求めることができますが、これにあてはめているようでは10秒かかるどころか残された履歴を考えると見るのも嫌になってしまいます。

そこで、心拍数をパッと求める方法があるので紹介します。

下の図の300、150、100、75、60、50、43……と並んでいる数字をとりあえず覚えてください。

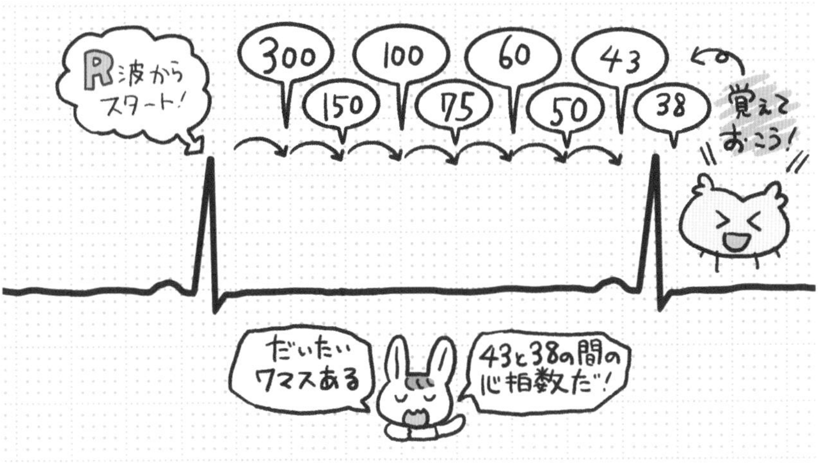

そしてRとRの間に大きなマスが何個あるか数えて、先ほど「覚えて」と言った数字にあてはめます。

今回は**RとRの間にだいたい7マス**あるため、**HRは43よりゆっくり**だということがわかります。

実際に計算すると、HRは38でした。こんな感じでマス目の数にあわせてだいたいの心拍数を求めることができます。

❷RR間隔は整か不整か？

正常な波形であればRR間隔は同じです。AfのようにRR間隔が明らかにバラバラであればまだしも、RR間隔が呼吸性変動する人もいます。呼吸性変動は生理的なものなので治療の必要はないため、履歴を全体的に見て、呼吸にあわせて周期的に短くなったり長くなっているかどうかをチェックしたうえで不整脈かどうかを見ていきます。

❸洞調律か否か？

そもそも洞調律とは洞結節から電気刺激が出ている状態のことです(☞p.18)。つまりここではどういうことかというと、**P波があるかどうかをチェック**します。

ちなみに洞結節は心臓の右上にあるのですが、そもそも洞結節の電気刺激はP波のどこかにあって見えないので正確に判断できなかったりします。

なので、モニター心電図ではざっくり、**P波はあるか、上にポコッとしているか**を確認します。

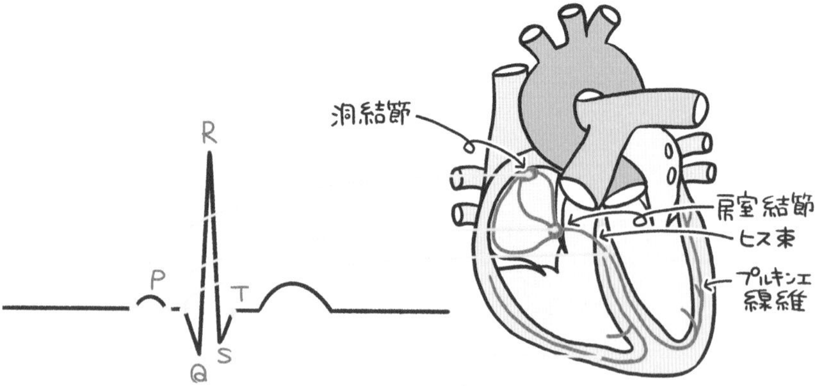

❹すべてのP波にQRS波が追従しているか？

すべてのP波にQRS波がつながっているかを確認します。**つながっていなければ心室と心房に何かしらの異常があります**。

心房から心室に電気刺激がつながらない（＝房室ブロック）ということは、AくんとVくんは野球がうまくできないので、心臓はちぐはぐな動きをしてうまく動かせません。AくんVくんに何が起きているのかを詳しく見ていく必要があります。

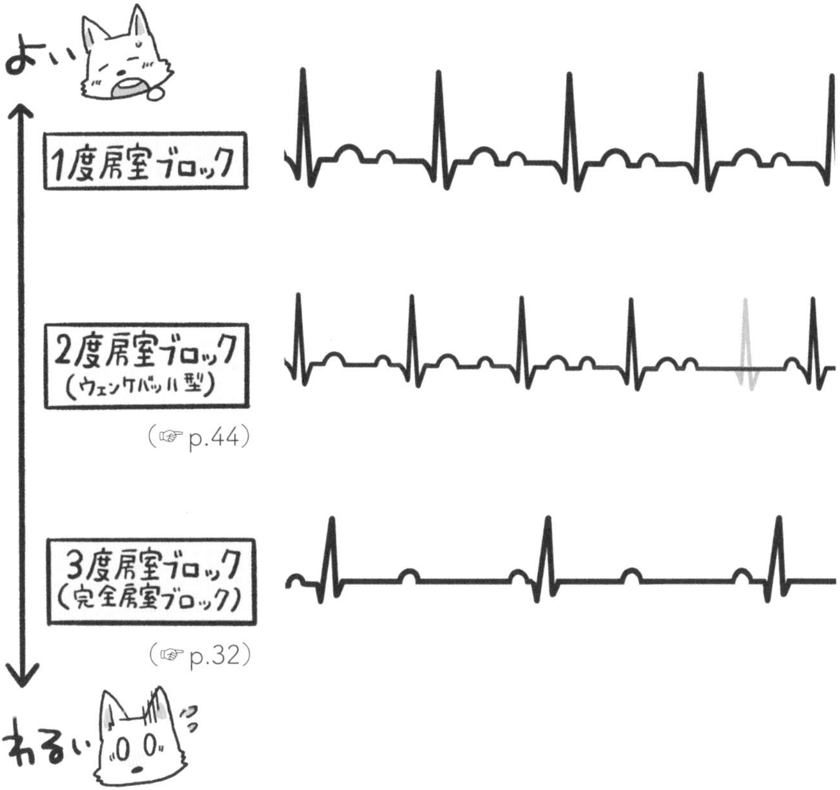

よい
1度房室ブロック
2度房室ブロック
(ウェンケバッハ型)
（☞p.44）
3度房室ブロック
(完全房室ブロック)
（☞p.32）
わるい

❺QRS波は小さなマス目３つ以内か？

幅の狭いQRS波（narrow QRS）か幅の広いQRS波（wide QRS）かを判断していきます。主に心室性期外収縮（PVC）、心房性期外収縮（PAC）を見分けるときに使うことが多いです。

ポイントとしては、ざっくり見てQRS波の幅が小さなマス目３つ以上のときは幅の広いQRS波と判断します。幅の広いQRS波ではＶくんがとってもびっくりしているので大きく開いたPVCと判断できます（☞p.54）。

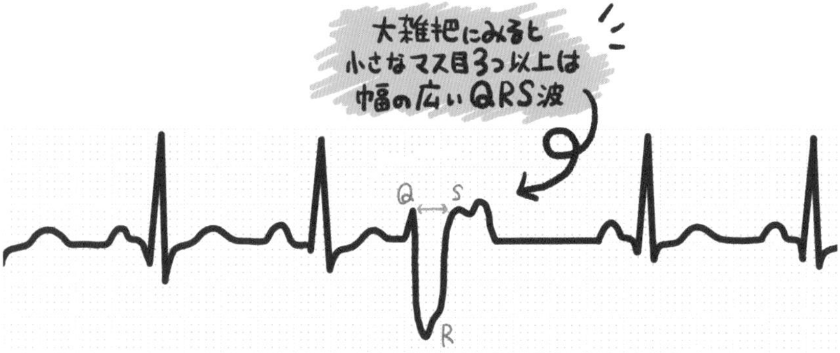

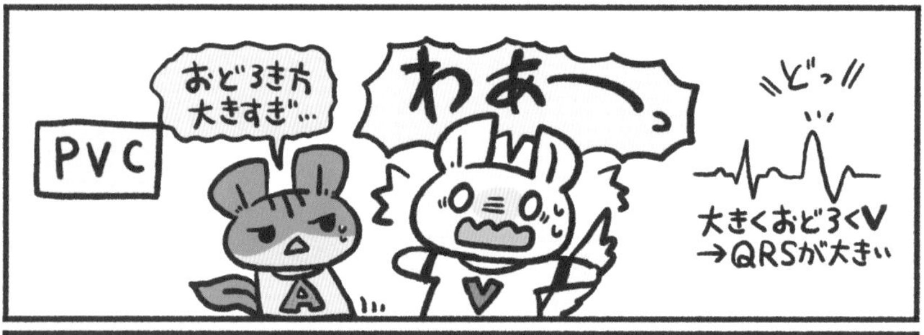
PVC
おどろき方大きすぎ…
わあ〜っ
どっ
大きくおどろくV
→QRSが大きい

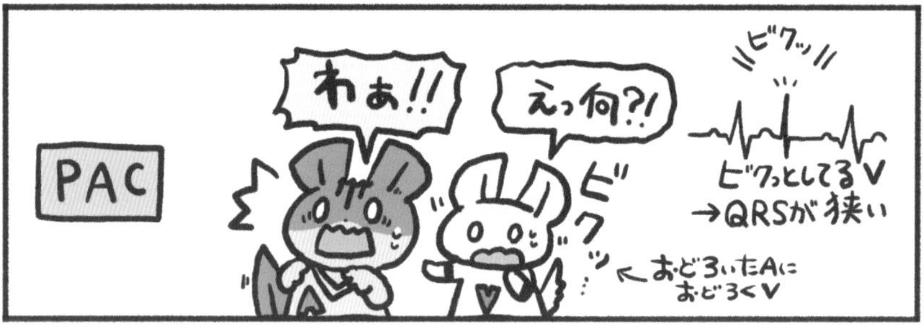
PAC
わぁ!!
えっ何?!
ビクッ
ビクッとしてるV
→QRSが狭い
ビクッ
おどろいたAに
おどろくV

❻ST部分は基線上にあるか？

基線というのはキホンの横線のことです。ここでいうとP波の前のまっすぐな線が基線です。

通常、ST部分は基線上にありますが、QRS波の終わりから小さなマス目の1～2つ目で変化しているかをチェックして、ST変化を判断します。

ST上昇や下降が見られるときは心筋梗塞、狭心症などの重篤な疾患の可能性があります。

ST変化が見られたとき、まずは患者さんに胸痛や呼吸困難などの自覚症状がないかを確認します。自覚症状がない場合は、まず12誘導心電図をとり、医師に連絡しましょう。

もし患者さんが胸痛を訴えている場合はすぐに対応する必要があります。急性心筋梗塞は治療が早ければ早いほど心筋のダメージが少ないため、早期介入が必要です。

ST下降の分類

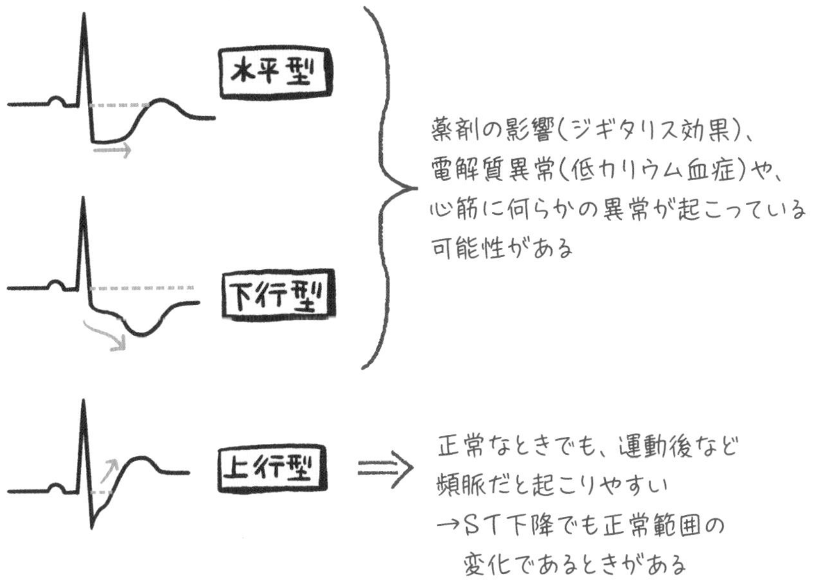
水平型
下行型
薬剤の影響(ジギタリス効果)、
電解質異常(低カリウム血症)や、
心筋に何らかの異常が起こっている
可能性がある
上行型
正常なときでも、運動後など
頻脈だと起こりやすい
→ST下降でも正常範囲の
変化であるときがある

❼T波は陽性か？

T波が陰性であったり、陽性でも**テント状T波**のように大きなヤマがあったときも心臓に何らかの異常の可能性があります。

とくにテント状T波は高カリウム血症の場合があって、放っておくとQRS波の幅が広くなって心停止することがあります。血清カリウム>5.5 mEq/Lを高カリウム血症といいます。危険な心電図なので覚えておきましょう。

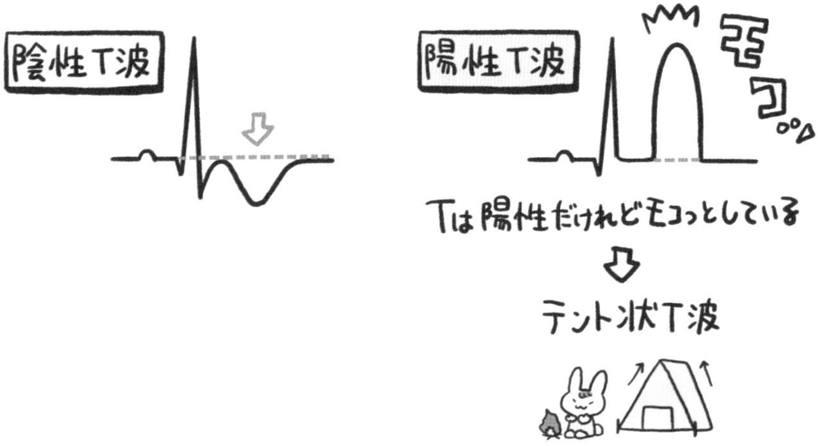

❽QT間隔は正常か？

QT延長があると、VFなどの致死性不整脈が発生する可能性があります（☞p.39）。

徐脈になるとRR間隔が広がるのでQTの間も広がります。RR間隔に対してQT間隔がどのくらいあるかをみるために補正する必要があります。

これを**補正QT間隔（QTc）**といい、厳密には0.48秒を超えるかどうかを見ています。

補正にはこちらの式を使います。

$$QTc = QT \div \sqrt{RR}$$

マス目を数えてこの式に入れて計算するのですが時間がかかる……。それ以前に√とか出てくるのでもう勘弁してくれと思います。

実は、これもパッと大雑把に判断する方法があります。

QT間隔を大雑把にみる方法

RR間隔を2等分して、T波の終わりが左右のどちら側にあるのかをチェックします。

図のように2等分したとき、右側にT波の終わりがあるようならQT間隔は広がりすぎているため、12誘導心電図をとったり詳しい検査や治療が必要かもしれないと考えます。

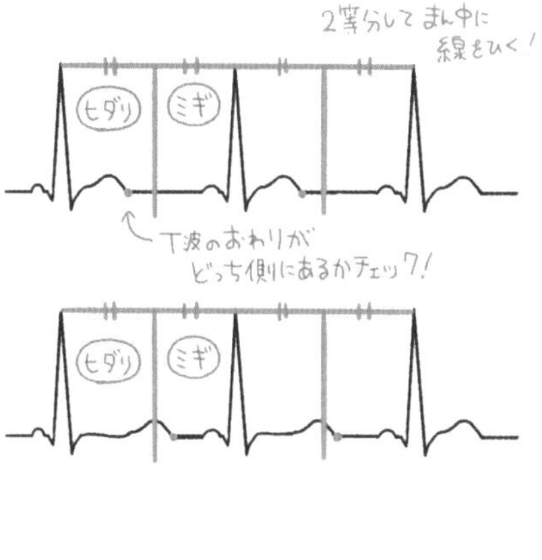

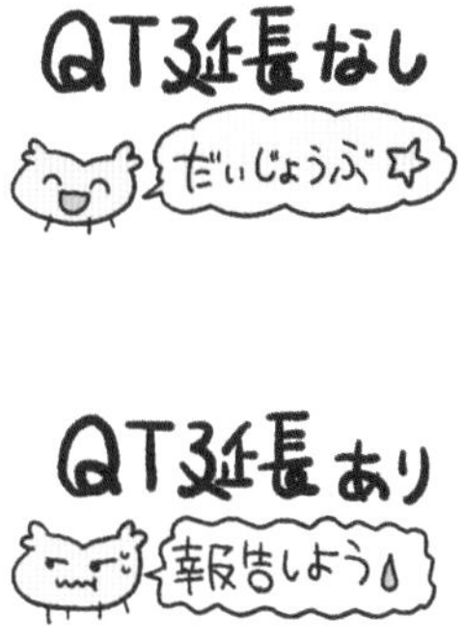
QT延長なし
だいじょうぶ☆
QT延長あり
報告しよう

2. 不整脈のある患者さんへの看護の話

これまでは心電図の入門書ということで医学部生や看護師、薬剤師、セラピストなどいろんな職種の人に向けて書いていました。でも看護師が書いているので、ここで少し看護の話をさせてください。

不整脈になると主に**動悸**、**胸痛**、**胸部不快感**、**息切れ**が起こります。また、**アダムス・ストークス症候群**という、徐脈・頻脈問わず不整脈が原因で脳への血流が減って脳虚血症状（意識障害、失神など）を起こす病態が起こることがあります。

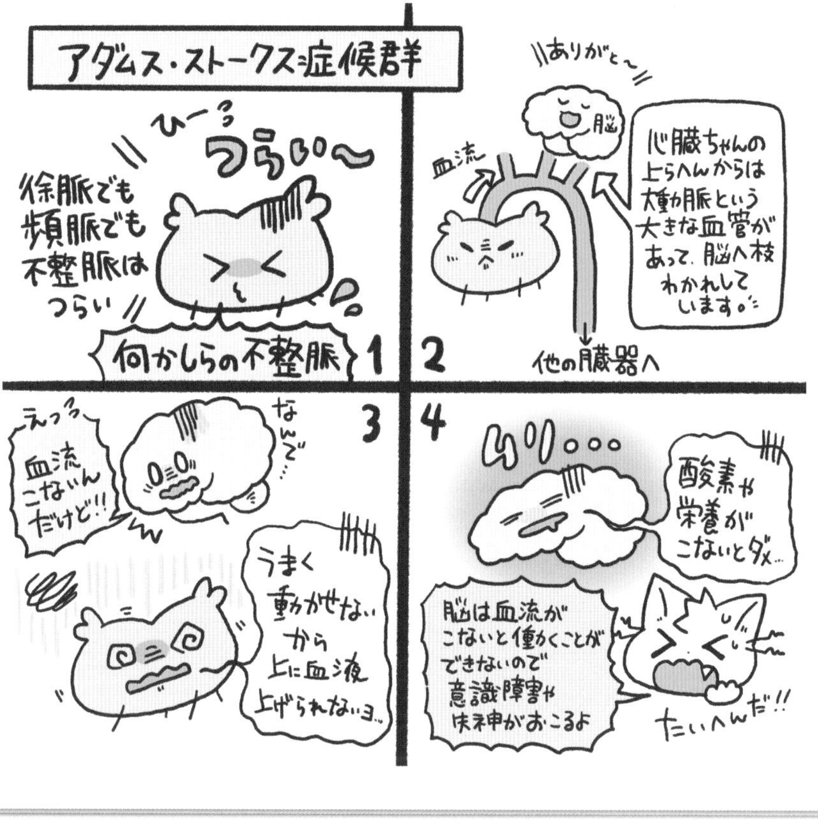

そもそも不整脈があるということは、（今までのＡくんＶくんのやりとりを思い返しても）基本的に心臓はちゃんと動けていないので、放っておくと心臓の機能が低下してしまう可能性があります。

さらに不整脈の中には致死性不整脈へ移行するものや、心臓の機能が低下すると急に出現するものもあります。

不整脈は起こさないことが一番ですが、不整脈のある患者さんに対しては、不整脈に伴うさまざまな症状をできる限り予防し、悪化を防ぎ、軽減することが大切になります。そのため患者さんには、**心臓の負担にならないような入院生活**を送ってもらう必要があります。

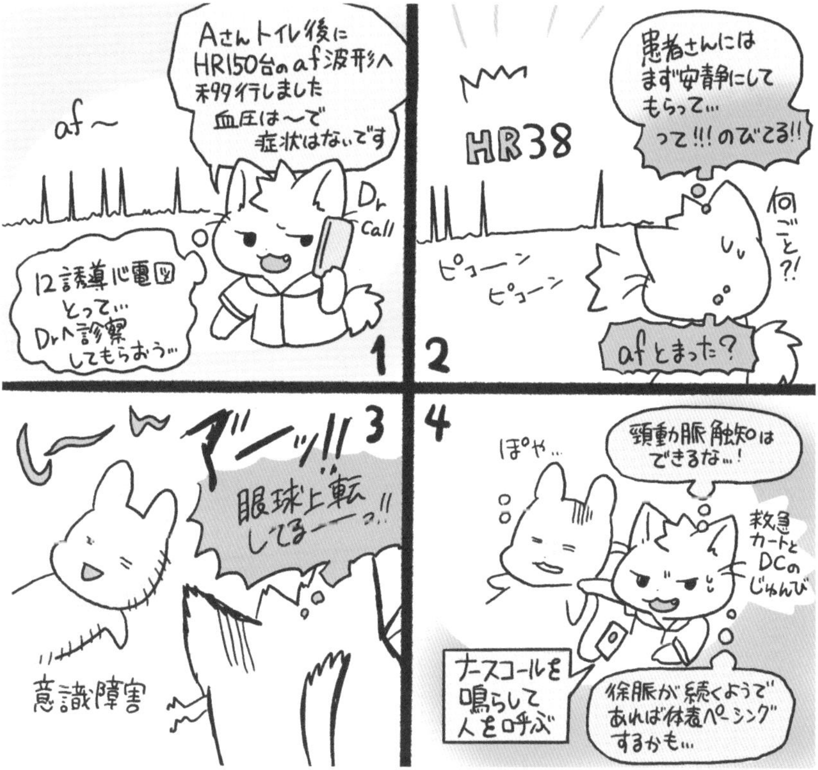

af〜
Aさんトイレ後に HR150台のaf波形へ 移行しました 血圧は〜で 症状はないです
Dr call
12誘導心電図 とって… Drへ診察 してもらおう…
1
2
HR38
患者さんには まず安静にして もらって…
って!!! のびてる!!
何ごと?!
ピコーン ピコーン
afとまった?
3
し〜〜
ア゛ーッ!!
眼球上転 してるーーっ!!
意識障害
4
ぽや…
頚動脈触知は できるな…!
救急カートと DCの じゅんび
ナースコールを 鳴らして 人を呼ぶ
徐脈が続くようで あれば体表ペーシング するかも…

心負荷を軽減するケアとは

心負荷が増大し、不整脈が起こりやすくなる原因としては、主に**労作**、**脱水・水分負荷**、**低酸素状態**、**せん妄による興奮**、**ストレス**などが挙げられます。それらの原因を除去するためにできることを考えて実践するのが看護です。

●労作

心拍数に大きな変化がある場合はリハビリを中止して**安静**とし、トイレ介助などの**日常生活援助**をします。歩くことができていたとしても、車いすでトイレへ案内します。大便をするのに努責する（ふんばる）と心臓はもう苦しくなってしまうので、ときには便の性状やトイレの様子を尋ねて下剤を内服してもらい排便コントロールを行います。

●脱水・水分負荷

脱水予防のために**飲水を促し**たり、逆に心臓や腎臓の機能が低下している場合などは水分が体に増えると心臓の負担になるため**水分制限**をします。

●低酸素状態

低酸素状態も心臓にとって負担になるため、酸素投与や、痰などがたまらないように**呼吸ケア**をします。

●せん妄

昼夜逆転せず日中に覚醒できるようにケアをします。**夜間の入眠を促し**、場合によっては睡眠薬を提案してせん妄予防に努めます。

●ストレス

肉体的・精神的な苦痛があるとストレスホルモンや交感神経の作用によって血圧や脈拍が上がり心負荷につながるため、**苦痛の除去**も行います。

このように、できることを看護計画として挙げていくのです。

しかし、心負荷がかかるからと常にじっとしていると筋力までも低下します。また、体内の水分は増えすぎても減りすぎても心臓にはよくない影響があります。そのため、これらは必ず医師の指示に従って決めます。ときには心臓に無理がないギリギリを見極めてリハビリを行うこともあります。

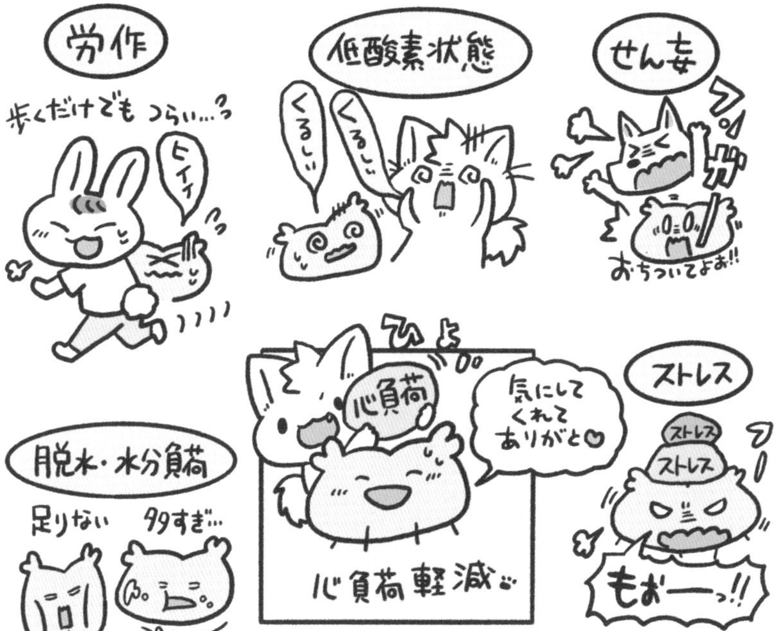

入院すると医師がほかの医療スタッフに向けて患者さんの制限事項を書き留めているときがあります（指示簿と呼ばれたりします）。もしそれらの中に今まで述べてきたことが言及されていない場合は**「患者さんはこういう状態ですが水分制限は行いますか？」**などと確認して、患者さんが制限を守れるように水分量についてのお知らせの書面を書いたり、水分量の記録を行ったりといったことをします。

これが看護ケアです。ほかにもいろんな方法がありますので、医師や先輩と相談しながら考えていきましょう。

おわりに

ここまで読んでくださった方、ありがとうございました。本を読むとき最初にあとがきから読む方、どうもこの本を書いた人です。そして、たまたまこのページがあることに気づいた方、気づいてくれてありがとうございます。

さて、ここで話すのはあくまでも個人的な意見です。

ここまで心電図の話をいろいろさせていただきましたが、「患者さんのモニタリングで一番大事なものは何か」「どれか1つだけつけるとしたら」と聞かれたら私はモニター心電図とは答えません。今の現状を考えるとSpO_2モニターをつけるかと思います。だってこれは皮膚の上から血液中の酸素量を測りながら指先にきている脈拍を同時に測ることができるからです。体の酸素量は呼吸の疑似的なモニタリングになり、指先の脈拍を測ることで心臓の疑似的なモニタリングになるからです。

心電図は、ちゃんと目的をもってつけなければ、ただのアラームを鳴らすうるさい機械でしかありません。機能を使いこなせば呼吸をしていることも評価できる機械ですが、呼吸していることと体に酸素が満ち足りていることは一緒ではありません。

だから、この本はすべての入院患者さんに心電図をつけることを勧めているわけではありません。

この本の最初のほうを読んでくれた方は今の文章を読んで、いやいやおかしいだろう、と思ったかもしれません。

「一番すごいモニタリングは心電図と言っていたじゃないか！」

「言っていることが違うじゃないか!!」

心電図はすごいモニタリングであることには変わりありません。この本の最初で書いたように、心電図は心臓の異常を非侵襲的に見つけてくれるという意味では圧倒的な力を有するモニタリングです。先ほど褒めたたえていたSpO_2モニターも心臓の病気の診断はできません。あくまで、「おそらくだいじょうぶ」ということを教えてくれるだけです。

この本によって、「心電図はとりあえずつけているもの」「アラームがうるさいモニター」という認識から「必要と判断されたからつけられているもの」「適切なアラームと嘘のアラームがあるモニター」という認識に変わってくれればと思います。

最後に、本書の内容についてご協力くださった昭和大学医学部麻酔科学講座 大江克憲教授に、この場を借りてお礼申し上げます。

みなさんの心電図の勉強がすすんで、患者さんの治療や看護が安心して行えますように。

2021年２月

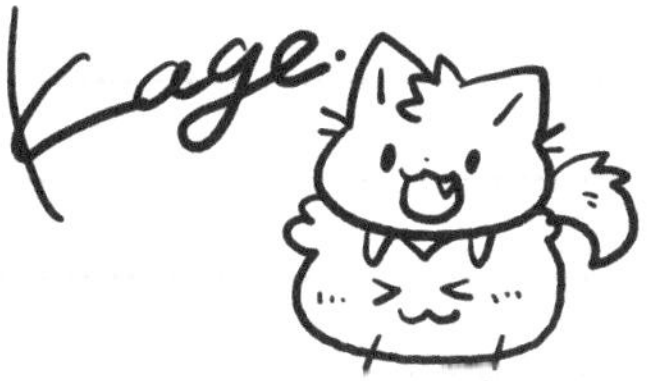

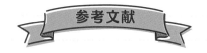

参考文献

- 渡辺重行，山口巖（編）：心電図の読み方パーフェクトマニュアル，羊土社，2006
- 伊藤文代（編）：循環器看護ケアマニュアル，第2版，中山書店，2013
- 松田直樹，上塚芳郎ほか（著）：成人看護学〔3〕循環器（系統看護学講座 専門分野Ⅱ），第15版，医学書院，2019
- 日本循環器学会，日本心不全学会（編）：急性・慢性心不全診療ガイドライン（2017年改訂版），2018〈https://www.j-circ.or.jp/cms/wp-content/uploads/2017/06/JCS2017_tsutsui_d.pdf〉〔2021年1月12日閲覧〕
- 日本循環器学会，日本不整脈心電学会（編）：2020年改訂版 不整脈薬物治療ガイドライン，2020〈https://www.j-circ.or.jp/cms/wp-content/uploads/2020/01/JCS2020_Ono.pdf〉〔2021年1月12日閲覧〕

さくいん

欧　文

あ行

か行

さ行

た行

な行

は行

ま行

や行

ら行

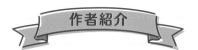

作者紹介

著者　かげ

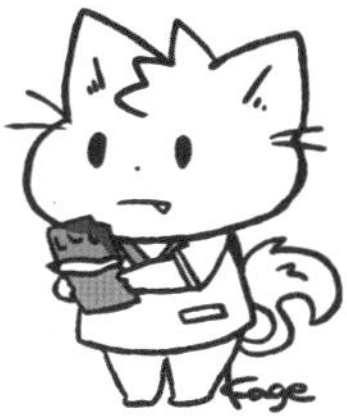

看護が苦手な看護師。好きな食べ物はチョコレート。さまざまな診療科の看護をしているが、循環器、消化器、脳神経、救急がとくに長い。
看護師、塾講師、看護教員の経験を活かし、印象に残る医療イラストと臨床に基づく使える知識をさまざまな媒体で発表している。学生や新人のときに看護が苦手でくじけそうになったので、同じように悩む人の希望や励みになる先輩になれますように。
著書に『ホントは看護が苦手だったかげさんのイラスト看護帖』（永岡書店）。

監修　長根 大樹

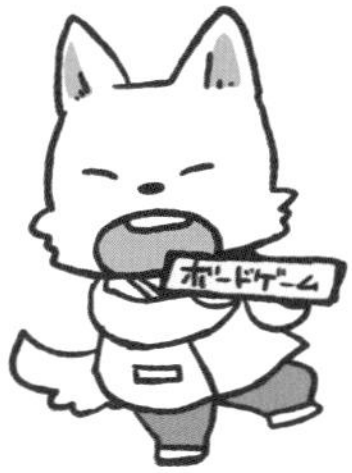

昭和大学医学部医学科を2015年に卒業。昭和大学病院で２年間研修したのち同大学医学部麻酔科学講座に入局。
座右の銘は陰徳あれば陽報あり。マイブームはボードゲ　ム。最近、将来の夢のひとつに「ボードゲームカフェのマスター」を加えた。

かげさんの イラストで学ぶ 心電図と不整脈めも

2021年2月15日　第1刷発行
2023年10月1日　第2刷発行

著　者 かげ
発行者 小立健太
発行所 株式会社 南 江 堂
〒113-8410 東京都文京区本郷三丁目42番6号
☎(出版)03-3811-7189　(営業)03-3811-7239
ホームページ https://www.nankodo.co.jp/
印刷・製本 シナノ書籍印刷
組版・デザイン アスラン編集スタジオ

KAGE's Illustrated Guide of ECG and Arrhythmia

定価はカバーに表示してあります.
落丁・乱丁の場合はお取り替えいたします.
ご意見・お問い合わせはホームページまでお寄せください.

Printed and Bound in Japan
ISBN978-4-524-22644-3